Jutta Poschet

Die original Jutta-Poschet-Immun-Diät

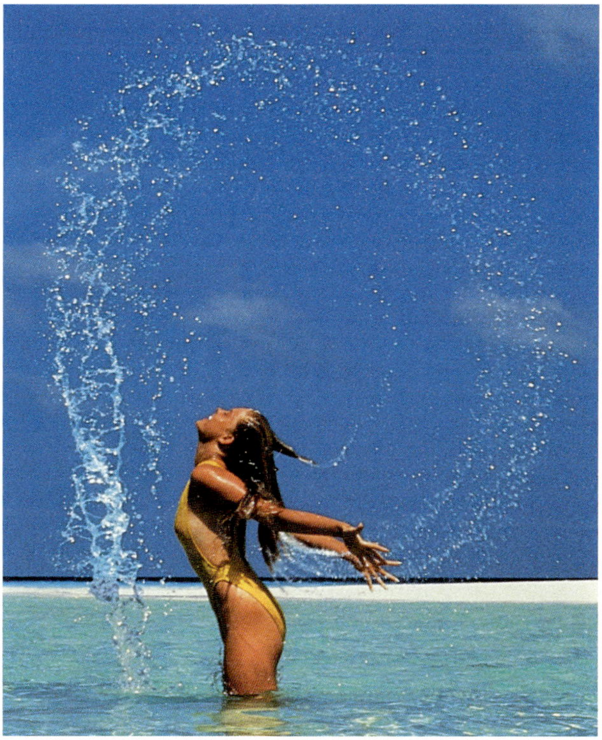

SÜDWEST

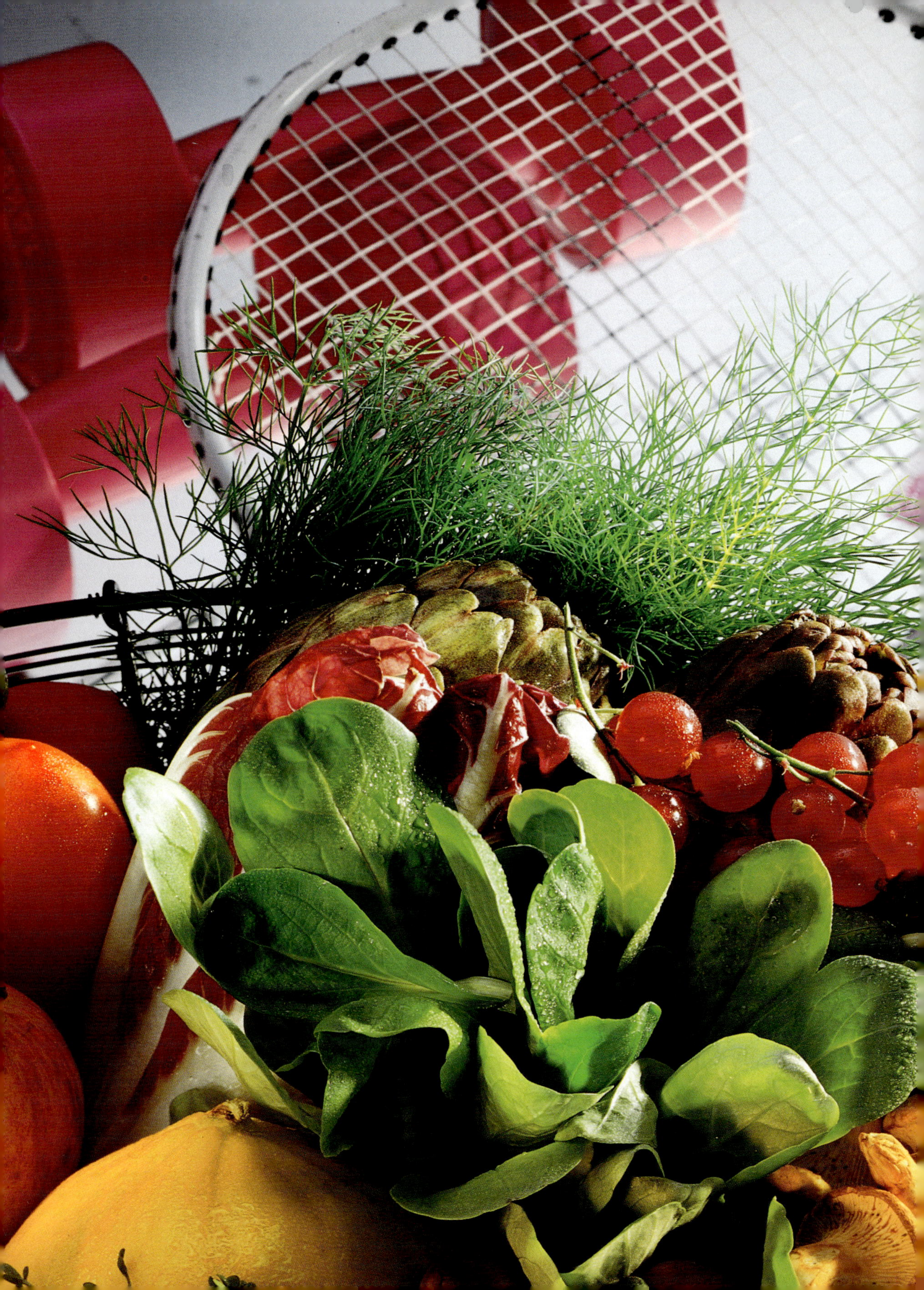

Die original Jutta-Poschet-Immun-Diät

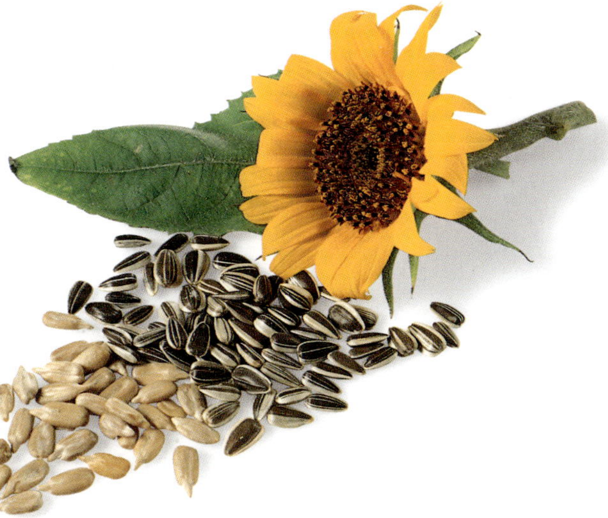

Inhalt

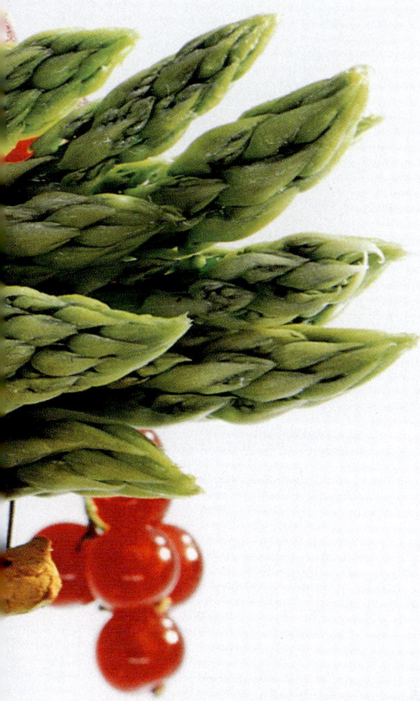

Lust am Genuss ohne Reue

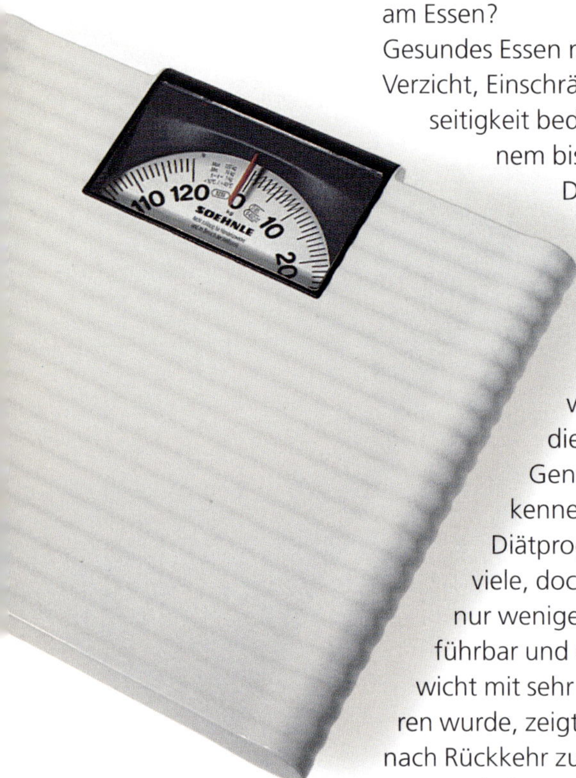

Was wäre das Leben ohne Lust am Essen?
Gesundes Essen muss nicht Verzicht, Einschränkung oder Einseitigkeit bedeuten. Mit meinem bisher einzigartigen Diätprogramm, welches Sie durch seine Vielfältigkeit ein Leben lang begleiten kann, werden auch Sie die neue Lust am Genuss ohne Reue kennen lernen.
Diätprogramme gibt es viele, doch meist sind sie nur wenige Wochen durchführbar und das, was an Gewicht mit sehr viel Verzicht verloren wurde, zeigt sich blitzschnell nach Rückkehr zu den üblichen Essgewohnheiten wieder auf der Waage.

Rotation ist das Zauberwort des Stoffwechsels. Diese Methode steht auf einem Fundament wissenschaftlicher Erkenntnisse aus den USA.

Ganz anders ist es bei dieser Diät. Rotation ist das Zauberwort des Stoffwechsels. Mit dieser Organisation der Nahrung unter Berücksichtigung der Nahrungsmittelfamilien nach botanischen Gesetzen kommt auch Ihr Stoffwechsel wieder in Schwung! Das heißt abnehmen ohne wieder zuzunehmen und bedeutet gleichzeitig eine Stärkung des Immunsystems.

Das Basiswissen zu diesem Ernährungsprogramm erwarb ich mir in den USA. Bereits 1934 entdeckte Dr. Rinkel die medizinische Wirkungsweise der 4-Tage-Rotation und erklärte sie zu seiner Forschungsarbeit. Viele haben seither erkannt, dass richtige Ernährung die Grundlage für körperliches und seelisches Wohlbefinden ist. Aufgrund vieler wissenschaftlichen Erkenntnisse, vor allem aber der Einteilung der Lebensmittel in Nahrungsfamilien entwickelte ich die vorliegende 4-Tage-Rotations-Tabelle sowie dazu passende Rezepte. Die Übersichtstabelle auf den Seiten 32 bis 35 ist das wichtigste Instrument bei der Umstellung Ihrer Ernährungsgewohnheiten.
Wir sprechen von Ernährungsimmunologie, wenn wir unser Immunsystem durch Ernährung stärken. Dabei wird aber auch die Psyche gestärkt. Die Lebensenergie

fließt erneut, die Kraft kommt zurück und unsere Ausstrahlung erhöht sich, weil wir wieder in Harmonie mit uns selbst leben.
Das Wissen über die fein aufeinander abgestimmten Vorgänge in unserem Körper wird Sie überzeugen, Ihre Ernährungsgewohnheiten zu ändern. Wissen Sie, was es bedeutet, ein üppiges, schwer verdauliches Essen in seine verschiedenen biologischen Bausteine zu zerlegen und wieder in Energie umzuwandeln? Wenn Sie die Zusammenhänge in Ihrem Körper verstehen und über Ihr Wohlergehen selbst bestimmen können, dann sind Sie der »Steuermann« Ihres Immunsystems.
Nutzen auch Sie die sensationellen Erfahrungswerte aus den USA, inklusive Gesundheits-Check-up, Nährstoff-Balancing und Sport.

Ich wünsche Ihnen ein erfolgreiches Leben voller Energie in Harmonie.

Ihre Jutta Poschet

Das Wissen über die komplizierten Vorgänge in unserem Körper, was es bedeutet, ein üppiges, in der Zusammensetzung schwer verdauliches Essen in seine biologischen Bausteine zu zerlegen und in Energie umzuwandeln, sollte zu Ihrer Erkenntnis und damit zur Änderung Ihrer Ernährungsgewohnheiten führen.

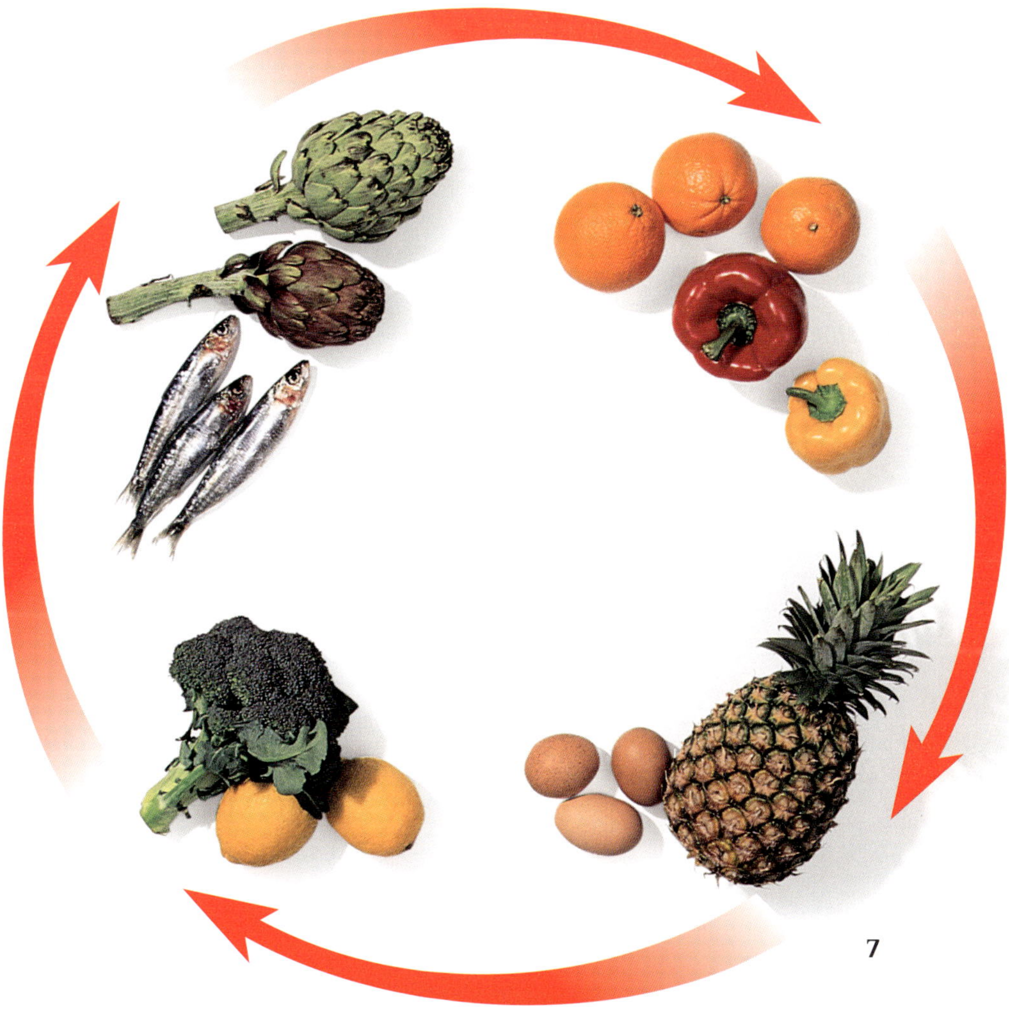

Der Zeitplan zum Ziel

Vor dem Start sollten Sie sich einige Fragen beantworten.

- Woran lag es, dass Ihre Versuche mit verschiedenen anderen Diäten bisher gescheitert sind?
- War es Ihre Willensschwäche, welche die angestrebten Erfolge ins Wanken geraten ließ?
- Wollen Sie sich in Zukunft morgens beim Aufwachen wirklich großartig fühlen?
- Möchten Sie in Zukunft über mehr Energie und Leistungskraft für Ihren Beruf und für Ihr Privatleben verfügen?
- Was erwarten Sie sich von der Zukunft, wollen Sie bei bester Gesundheit und Fitness lange leben?
- Wollten Sie nicht schon immer einige Kilogramm Übergewicht endlich abnehmen?
- Möchten Sie wieder eine so schöne, straffe Haut, glänzendes Haar und eine dynamische Ausstrahlung haben, wie es vor ein paar Jahren vielleicht noch war?

Schönheit kommt von innen. Nur wer sich wohl fühlt und mit seinem Körper im Einklang lebt, kann Lebensmut und -freude ausstrahlen.

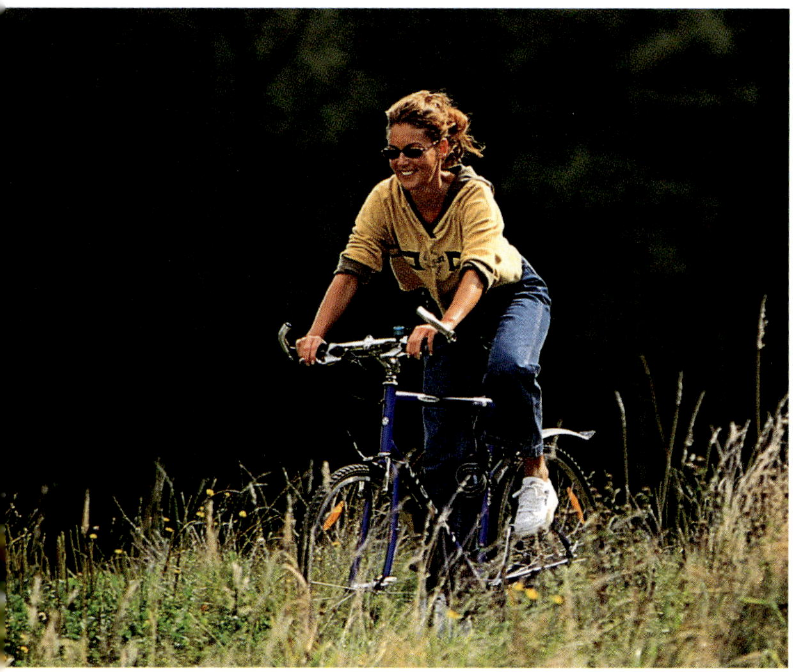

»Welche Fragen!«, werden Sie nun denken. Doch an was liegt es, wenn Sie entsprechend Ihrer Lebensweise die eine oder andere Einbuße Ihres Aussehens oder Ihrer Gesundheit hinnehmen mussten?

Es waren Gedanken und Überzeugungen aus der Vergangenheit, die Ihr Leben, Ihre Gesundheit, Ihr Wohlbefinden sowie Ihr Aussehen gestaltet haben! Sie allein, Ihr eigener Wille ist es, der eine positive Veränderung herbeiführen kann! Gedanken sind veränderbar – in jedem Augenblick! Denken Sie deshalb täglich, wie gut Sie sich bei der Jutta-Poschet-Immun-Diät fühlen. Denn Sie leben Ihre Gedanken!

Bei der Durchführung dieser Diät werden Sie erfahren, was es heißt, körperlich und seelisch topfit zu sein! Ein Zustand, den wir uns alle wünschen, um ein erfolgreiches Leben führen zu können!

Aller Anfang ist schwer – aber nicht bei dieser Diät! Planen Sie Ihren Einstieg in ein Leben voller Energie und Lebensfreude! Es ist keine Kurzzeitdiät, es ist ein Ernährungsumstellungsprogramm auf lange Sicht.

Persönliches Protokoll

1. Was versprechen Sie sich von dieser Diät?

. . . .

. . . .

2. Haben Sie derzeit gesundheitliche Probleme? ja ❑ nein ❑
Wenn ja, welche:

. . . .

. . . .

3. Haben Sie Gewichtsprobleme? ja ❑ nein ❑
Ihr derzeitiges Gewicht: . . . . kg
Ihr Wunschgewicht: . . . . kg

ZEITPLAN ZUM ZIEL
a) Beginn der Ernährungsumstellung . . . . Datum
Bitte fixieren Sie dieses Datum auch in Ihrem persönlichen Kalender!
b) Vier Wochen nach Beginn der Ernährungsumstellung:
Was hat sich inzwischen geändert?

. . . .

. . . .

c) Acht Wochen nach Beginn der Ernährungsumstellung:
Ein neues Lebensgefühl beginnt! Notieren Sie Ihre Erfolgserlebnisse!

. . . .

. . . .

d) Drei Monate nach Beginn der Ernährungsumstellung:
Wie fühlen Sie sich jetzt?

. . . .

. . . .

. . . .

Bei der Ernährungsumstellung bringt nur gezielte Planung und konsequente Durchführung den Erfolg!

Gesundheits-Check-up zur eigenen Sicherheit

Wie so oft im Leben gilt auch hier: Selbsterkenntnis ist der erste Schritt zur Besserung. Der Gesundheits-Check-up zeigt Ihnen mögliche Ursachen auf.

Aufgrund einer überkalorischen, zuweilen nährstoffarmen Kost leiden immer mehr Menschen in der westlichen Welt an so genannten Zivilisationskrankheiten. Diese können mehrere Symptome zeigen. Testen Sie sich selbst und erfahren Sie auf den folgenden Seiten, mit welchen analytischen Methoden man Mangelzustände feststellen kann. Falls Sie eine oder mehrere Fragen mit »ja« beantworten, lesen Sie bitte, was das bedeutet und was Sie dagegen tun können.

Unterstützung durch Sport

Bewegung heißt die Devise, mit der Sie noch schneller Ihr Ziel der Vitalität und Gesundheit erreichen. Bewegungsmangel ist das Gift unserer Zeit. Unsere Zellen wollen mit Sauerstoff versorgt sein, und dies geschieht am besten mit regelmäßiger Bewegung. Planen Sie für die nächsten sechs Monate ein Konditionsaufbauprogramm. Beginnen Sie mit Stretching (täglich 10 Minuten oder dreimal 1 Stunde pro Woche) und steigern Sie sich bei Powerwalking und Jogging.

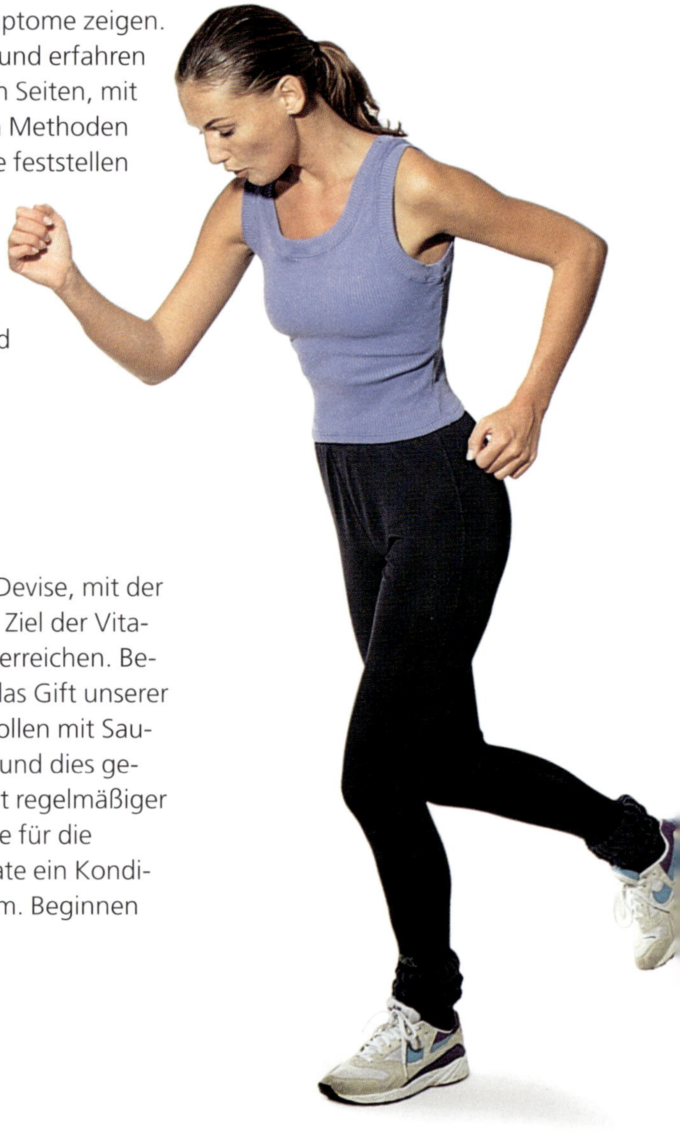

Selbsttest zum Gesundheits-Check-up

Symptome			***Ursachen der Symptome***		
Müdigkeit nach dem Essen	ja ❑	nein ❑	□		
Kopfschmerzen nach dem Essen	ja ❑	nein ❑	□		
Kopfschmerzen nach Kaffeegenuss	ja ❑	nein ❑	◇	□	
Darmprobleme	ja ❑	nein ❑	◇	□	
Völlegefühl im Oberbauch und Blähungen (auch wenn Sie wenig gegessen haben)	ja ❑	nein ❑	○	◇	□
Schwellungen der Gelenke	ja ❑	nein ❑	□		
Schwellungen der Augen	ja ❑	nein ❑	□		
Hautprobleme/Hautkrankheiten	ja ❑	nein ❑	◇	□	
Unreine Haut/Akne	ja ❑	nein ❑	◇	□	
Haarausfall/Glanzloses Haar	ja ❑	nein ❑	◇	□	
Brüchige Fingernägel	ja ❑	nein ❑	◇	□	
Anfälligkeit für Erkältungskrankheiten	ja ❑	nein ❑	◇	□	
Unerklärliche Schwindelanfälle	ja ❑	nein ❑	◇		
Gewichtsschwankungen/Wassereinlagerungen	ja ❑	nein ❑	○	◇	□
Übergewicht (mehr als 5 Kilogramm)	ja ❑	nein ❑	◇	□	○
Heißhunger auf Süßes	ja ❑	nein ❑	◇		
Heißhunger auf bestimmte Speisen	ja ❑	nein ❑	□	◇	

Bedeutung der Symbole und mögliche Testverfahren:

□ = Versteckte Nahrungsmittelallergie, Stoffwechselblockade. Empfehlung: IgG-Nahrungs-Antikörpertest (siehe Seite 23f.)

◇ = Mineralstoffverschiebungen oder -defizite. Empfehlung: Mineralstoffanalyse aus dem Haar (siehe Seite 22f.)

○ = Übergewicht/Verschlackung. Empfehlung: IgG-Nahrungs-Antikörpertest (siehe Seite 21), Erkennen der Stoffwechselblockaden und Jutta-Poschet-8-Tage-Intensivreinigungs-Programm (siehe Seite 27)

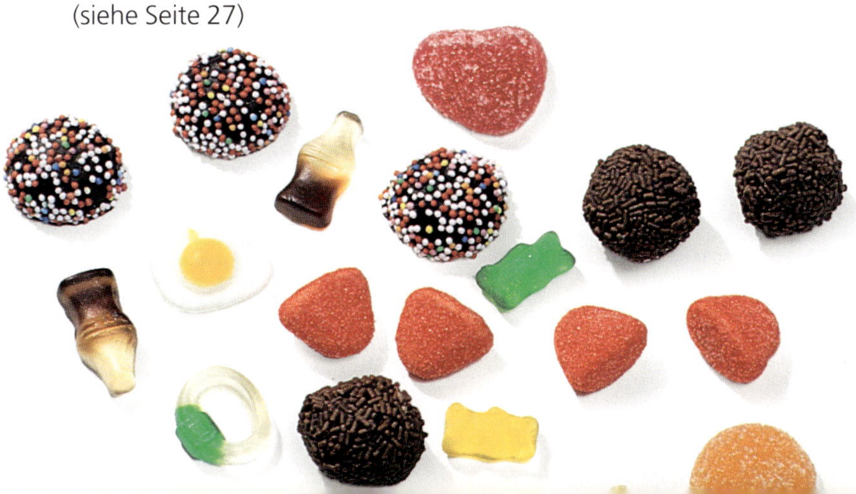

Haben Sie Hunger auf Süßes? Der Grund könnte eine Mineralstoffverschiebung sein.

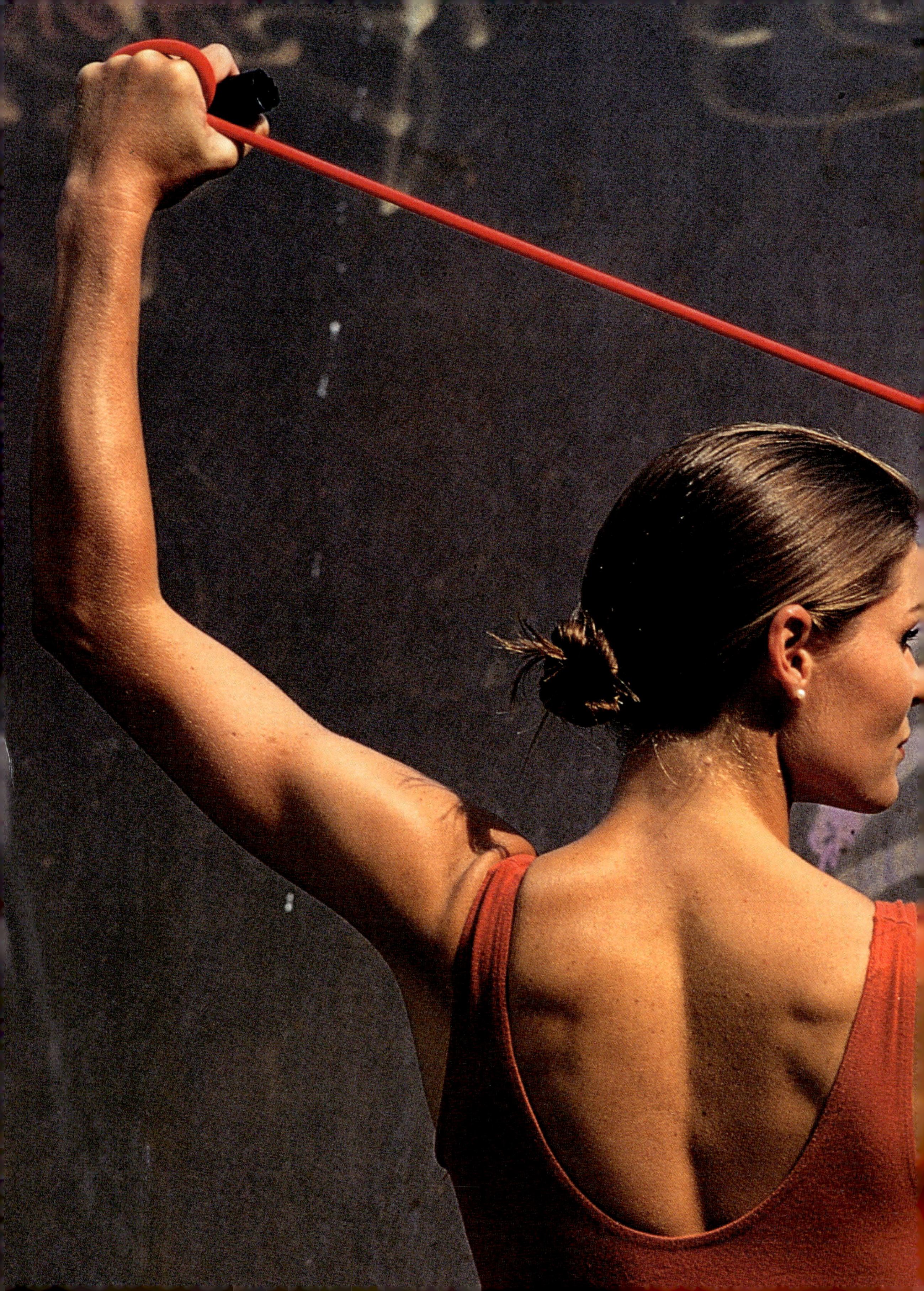

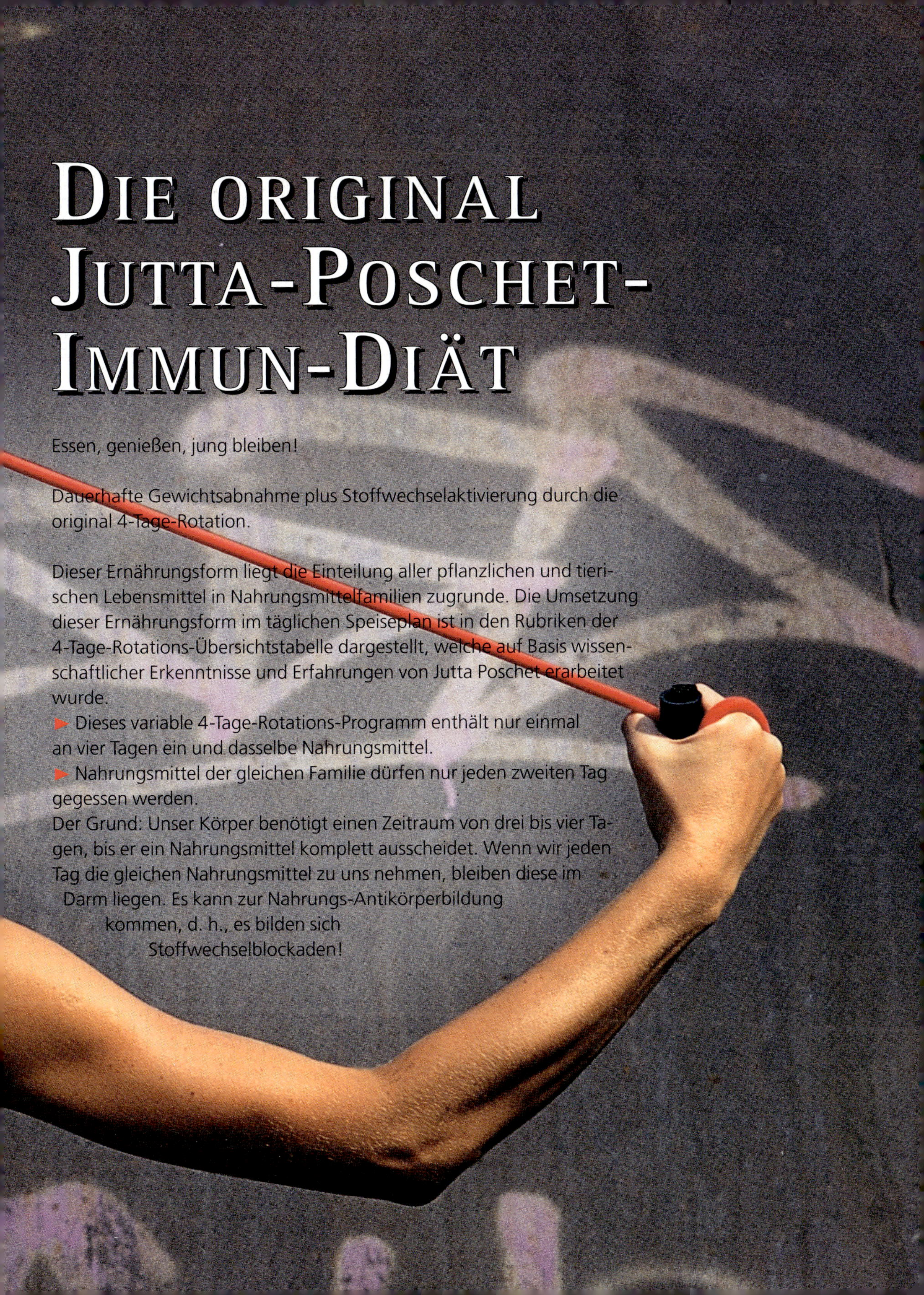

Die original Jutta-Poschet-Immun-Diät

Essen, genießen, jung bleiben!

Dauerhafte Gewichtsabnahme plus Stoffwechselaktivierung durch die original 4-Tage-Rotation.

Dieser Ernährungsform liegt die Einteilung aller pflanzlichen und tierischen Lebensmittel in Nahrungsmittelfamilien zugrunde. Die Umsetzung dieser Ernährungsform im täglichen Speiseplan ist in den Rubriken der 4-Tage-Rotations-Übersichtstabelle dargestellt, welche auf Basis wissenschaftlicher Erkenntnisse und Erfahrungen von Jutta Poschet erarbeitet wurde.

- Dieses variable 4-Tage-Rotations-Programm enthält nur einmal an vier Tagen ein und dasselbe Nahrungsmittel.
- Nahrungsmittel der gleichen Familie dürfen nur jeden zweiten Tag gegessen werden.

Der Grund: Unser Körper benötigt einen Zeitraum von drei bis vier Tagen, bis er ein Nahrungsmittel komplett ausscheidet. Wenn wir jeden Tag die gleichen Nahrungsmittel zu uns nehmen, bleiben diese im Darm liegen. Es kann zur Nahrungs-Antikörperbildung kommen, d. h., es bilden sich Stoffwechselblockaden!

Aus ärztlicher Sicht

Über Essen und Trinken werden dem Körper jeden Tag Nährstoffe, bioaktive Stoffe und andere Substanzen zugeführt. Viele Menschen sind sich dabei gar nicht bewusst, was diese in ihnen alles bewirken. Zuweilen reagiert der Körper darauf mit allergischen Reaktionen.

Die original Jutta-Poschet-Immun-Diät, auch 4-Tage-Rotation genannt, wird nicht nur Personen mit einer Nahrungsmittelallergie empfohlen, sondern unterstützt jeden, der gesund und fit bleiben will. Sie hilft auch jenen Menschen, die an ernährungsbedingten Krankheiten leiden.

Die J.-P.-Immun-Diät steht auf zwei Beinen: modernste wissenschaftliche Erkenntnisse und langjährige Erfahrung in ärztlichen Praxen. Sie hat schon vielen Verzweifelten geholfen; selbst schwere, jahrzehntelange Leiden konnten durch diese Ernährungsform gebessert werden. Diese Ernährungsform ist vor allem für alle gedacht, die aktiv etwas für ihre Gesundheit tun wollen. Sie hält fit und dynamisch. Tausende ernähren sich nach dem Prinzip der J.-P.-Immun-Diät und erfahren täglich, welche Kräfte und Dynamik sie verspüren, wenn sie sich bewusst ernähren. Das Geheimnis ist die Stärkung unseres Immunsystems durch Entlastung des Verdauungstrakts, Entgiftung und optimale Vitamin- und Mineralstoffzufuhr.

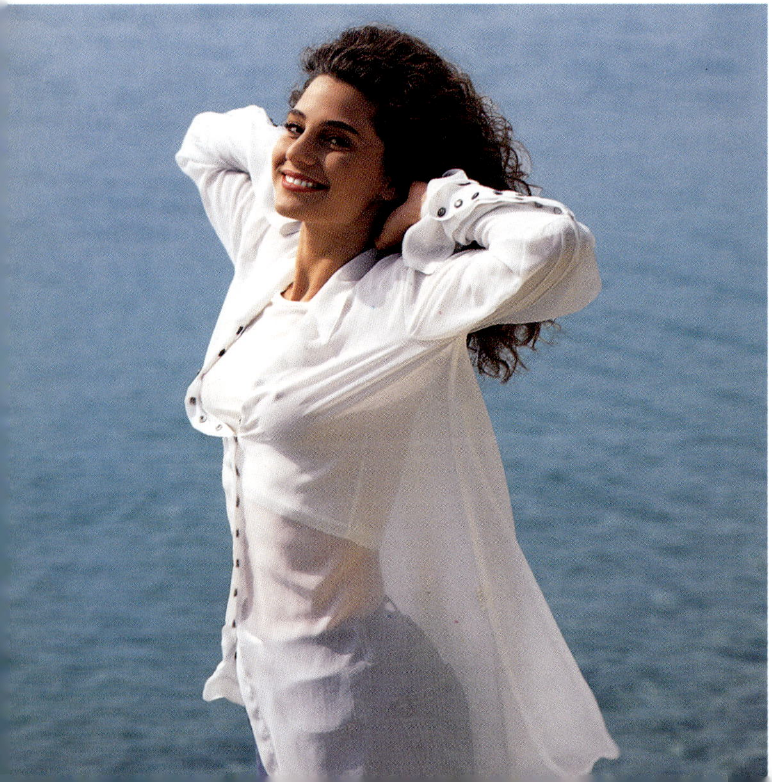

Ernährung und Krankheiten

Zahlreiche Ärzte, vor allem in den USA, fragen heute bei der Behandlung von Krankheiten nach dem Warum, nach der Ursache chronischer Krankheiten. Diese Frage stellt sich wohl jeder von uns, der von Beschwerden und Krankheiten geplagt wird, die nicht mehr weggehen, die jedes Jahr ein bisschen schlimmer werden oder sich gar ins Unerträgliche steigern. Diese Frage zu stellen, ist eigentlich ganz natürlich. Dennoch wurde sie in der Medizin jahrzehntelang verdrängt, zugunsten von schnell wirkenden chemischen Medikamenten, die zwar die Symptome verschwinden lassen, nicht aber die Krankheit.

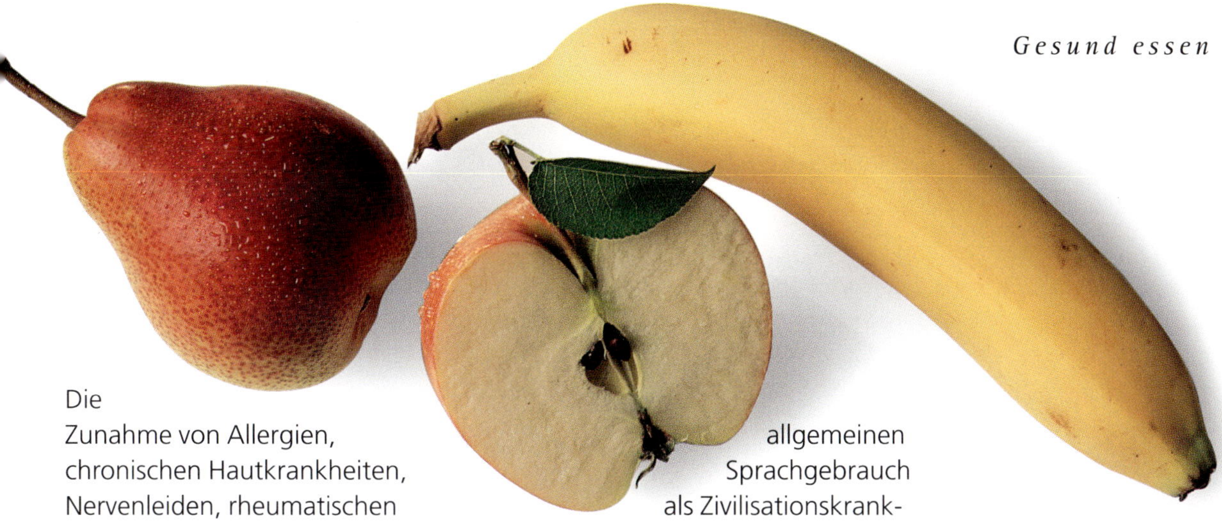

Die Zunahme von Allergien, chronischen Hautkrankheiten, Nervenleiden, rheumatischen Erkrankungen oder ständig wiederkehrenden Infekten, die trotz chemischer Medikamente immer noch schlimmer werden, hat zum Umdenken in der Medizin geführt. Denn die Wissenschaft hat Hinweise gefunden und moderne Nachweisverfahren entwickelt, welche die Ursachen chronischer Krankheiten aufdecken können. Ein Fortschritt für Ihre Gesundheit!

Krankheitsursache: Falsche Ernährung

Wer sich über Jahre hinweg nicht ausgewogen, sondern sehr einseitig ernährt, wird früher oder später die Folgen der falschen Ernährung am eigenen Leib verspüren. Mängel an Vitaminen, Mineralstoffen und Spurenelementen, ein Zuviel an Fett und Zucker sowie eine träge Verdauung können zu spürbarer Antriebslosigkeit und Schwächung des Immunsystems führen. Oft kommt es auch zum Auftreten verschiedener Krankheiten, die im allgemeinen Sprachgebrauch als Zivilisationskrankheiten bezeichnet werden.

Viele Patienten haben leidvoll erfahren, wie falsche Ernährung kaputt, müde und krank macht. Die Erkenntnis setzt meist während der ersten vier bis sechs Wochen der Umstellungsphase zur J.-P.-Immun-Diät ein, wenn die Krankheitssymptome allmählich verschwinden. Als erstes lichtet sich die Müdigkeit, einige Wochen später verspüren Sie mehr Leistungskraft und Energie. Viele Personen erfahren dann die überwältigende Freude, sich völlig wohl, fit, gesund und energiegeladen zu fühlen. Entscheidend ist auch die Veränderung der Psyche, der Gedanken und des Verhaltens. Wer vorher hektisch war, von Ängsten getrieben wurde, wird plötzlich eine innere Ausgeglichenheit fühlen. Der permanente Stress veranlasst nicht selten auch noch so erfolgreiche Berufstätige zu unüberlegten Entscheidungen; mit der J.-P.-Immun-Diät kommt es dagegen zu Zufriedenheit, Entspannung und innerer Stärke.

Naturbelassene Nahrungsmittel sind die Basis dieser Ernährungsform. Das bedeutet, dass die Lebensmittel nicht als industrielle Fertigprodukte, sondern im natürlichen Zustand verzehrt werden sollen. Also besser Nudeln frisch kochen, statt ein mit Sauce versehenes Industrieprodukt oder ein Naturjoghurt mit frischem Obst statt eines Fruchtjoghurts mit Zusatzstoffen verzehren. Produkte mit Lebensmittelzusatzstoffen und Konservierungsmitteln sind zu meiden.

Das Immunsystem

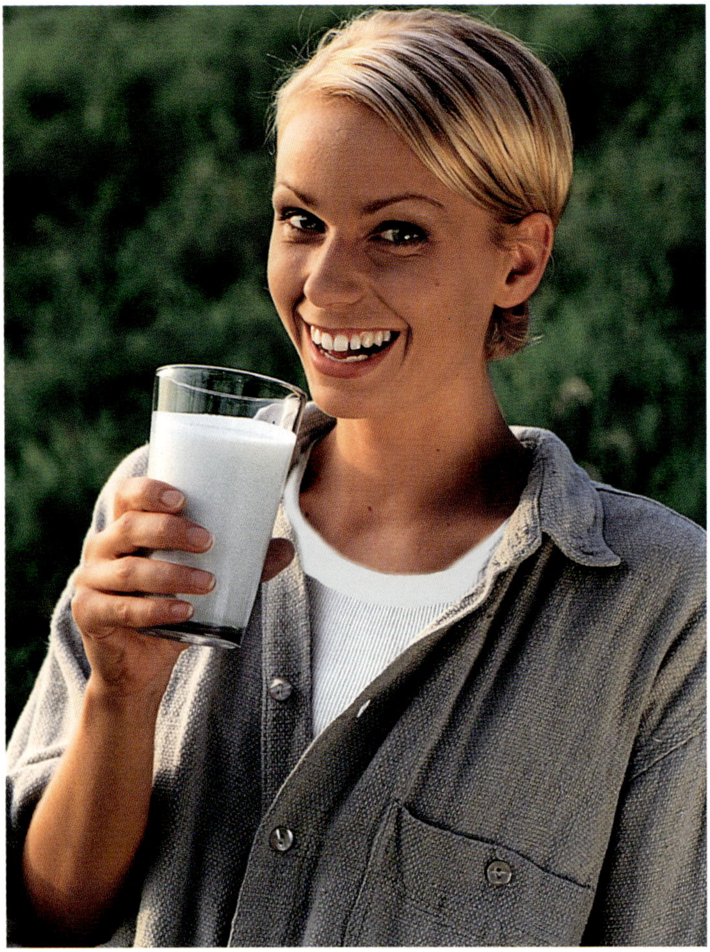

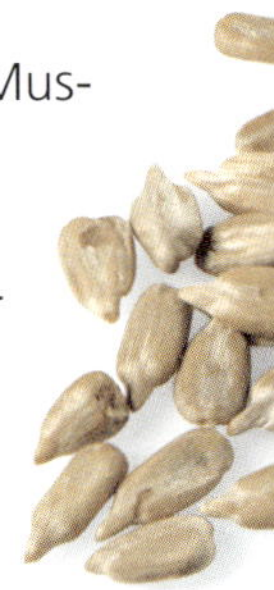

Aktivieren Sie Ihre Selbstheilungskräfte durch richtige Ernährung.

Falsche Ernährung kann zur Überforderung und Entgleisung unseres Immunsystems führen. Die Auswirkungen können z. B. Kopfschmerzen, Immunschwäche, Stimmungsschwankungen, Müdigkeit, Muskel- und Gelenkschmerzen, Verdauungsstörungen, Atembeschwerden, Angstzustände oder Neurodermitis sein. Diese Beschwerden können schlimmer und gar chronisch werden, solange nichts in der Ernährung geändert wird, solange die Nahrungsmittel täglich weitergegessen werden wie bisher.

Ernährung und Immunsystem

Bei jeder Nahrungsaufnahme spielen sich in unserem Körper hochkomplizierte, faszinierend fein aufeinander abgestimmte Vorgänge ab. Durch das Kauen wird die Nahrung mechanisch zerkleinert und zerlegt und durch die Magensäure und die Verdauungssäfte im Darm biochemisch in einzelne Bausteine aufgespalten. Diese Bausteine müssen aus dem Darm ins Blut aufgenommen werden, damit sie zu den Organen und Zellen unseres Organismus gelangen können.
Neueste wissenschaftliche Forschungen haben gezeigt, dass unser Immunsystem dabei eine

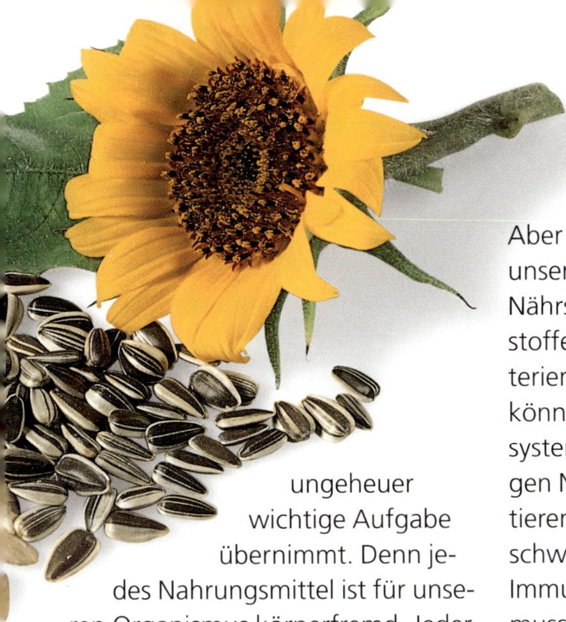

ungeheuer wichtige Aufgabe übernimmt. Denn jedes Nahrungsmittel ist für unseren Organismus körperfremd. Jeder körperfremde Stoff wird aber von den Zellen unseres Immunsystems normalerweise bekämpft und vernichtet, sowie er in unseren Körper gelangt. Diese Immunbarriere ist es, die unser Leben erst ermöglicht und unsere Gesundheit schützt. Bei Schwächen unseres Immunsystems können sogar alltägliche Bakterien zum Tod führen.

Bei jeder Nahrungsaufnahme muss unser Immunsystem große Leistung vollbringen. Denn es muss die Nahrungsbausteine, die Nährstoffe der Nahrung, die unser Organismus zum Leben braucht, erkennen und tolerieren. D. h., unser Immunsystem muss die lebensnotwendigen Nährstoffe ungehindert vom Darm ins Blut passieren lassen, ohne sie anzugreifen und zu vernichten. Und dies ist eine schwierige Aufgabe, wenn man bedenkt, was wir alles Tag für Tag essen und trinken und in welchen Mengen wir diese Substanzen aufnehmen.

Aber noch weiter: Bedenken Sie, unsere Nahrung enthält nicht nur Nährstoffe, sondern auch Fremdstoffe, Konservierungsmittel, Bakterien und Viren, die uns schaden können. Diese muss unser Immunsystem unter den lebensnotwendigen Nahrungsbausteinen aussortieren und ausschalten. In dieser schwierigen Aufgabe, die unser Immunsystem tagtäglich erfüllen muss, liegt der Schlüssel zur Erklärung, wie falsche Ernährung unserer Gesundheit schadet.

4-Tage-Rotation bedeutet Stärkung des Immunsystems durch Entlastung unseres Organismus.

Entlastung und Aufbau der Abwehrkräfte

Die Rotationsdiät erleichtert unseren Abwehrkräften die schwere Arbeit, die Nährstoffe zu erkennen und zu tolerieren. Darin liegt das Erfolgsgeheimnis dieser Ernährung.

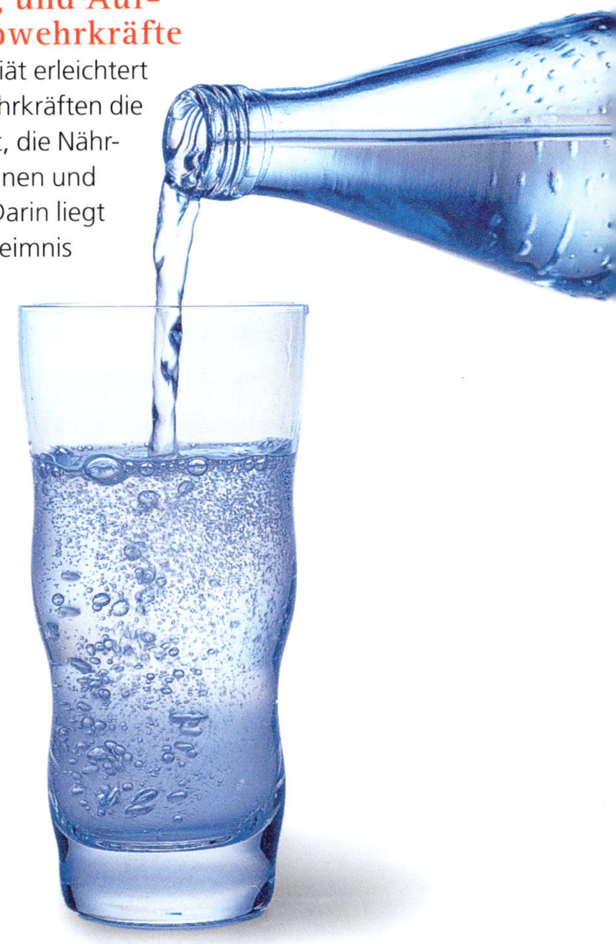

4-Tage-Rotation: Das Wirkungsprinzip

Durch die exakte Durchführung der 4-Tage-Rotation wird der Stoffwechsel aktiviert.

Früher, als die Jahreszeiten die saisonale Gewinnung von Lebensmitteln bestimmten, war das Angebot an Nahrungsmitteln überschaubar und zeitlich gestaffelt. Durch verbesserte Transport-, Lager- und Verarbeitungsmethoden änderte sich in den vergangenen Jahrzehnten vieles, auch in der Ernährung. Heute fällt es manchen Menschen schwer, aus dem Überangebot an Nahrungsmitteln das Richtige für sich zu wählen. Schnell zuzubereitende Fertiggerichte, Süßigkeiten, Kantinenkost und hektische Lebensweise sind an dem Entscheidungsprozess maßgeblich beteiligt. Heute werden trotz aller Vielfalt Grundnahrungsmittel wie Milch, Eier, Weizen, Roggen, Hefe, Zucker oder Kaffee in großen Mengen mehrmals täglich gegessen. Im industriell verarbeiteten Zustand liefern diese Produkte oft ein Maximum an Kalorien, aber im Verhältnis dazu wenig Vitamine, Mineralstoffe und Spurenelemente.

Bildung von Antikörpern

Kein Wunder, wenn unser Immunsystem das alles eines Tages nicht mehr verkraftet und in extremen Fällen allergisch darauf reagiert. Schleichend können sich Immunreaktionen (IgG-Nahrungs-Antikörper) gegen bestimmte Nahrungsmittel entwickeln, welche unser Immunsystem schwächen und Entzündungen und Krankheiten auslösen können. Beobachtungen haben gezeigt, dass häufig gegen jene Nahrungsmittel Antikörper gebildet werden, die man täglich zu sich nimmt.

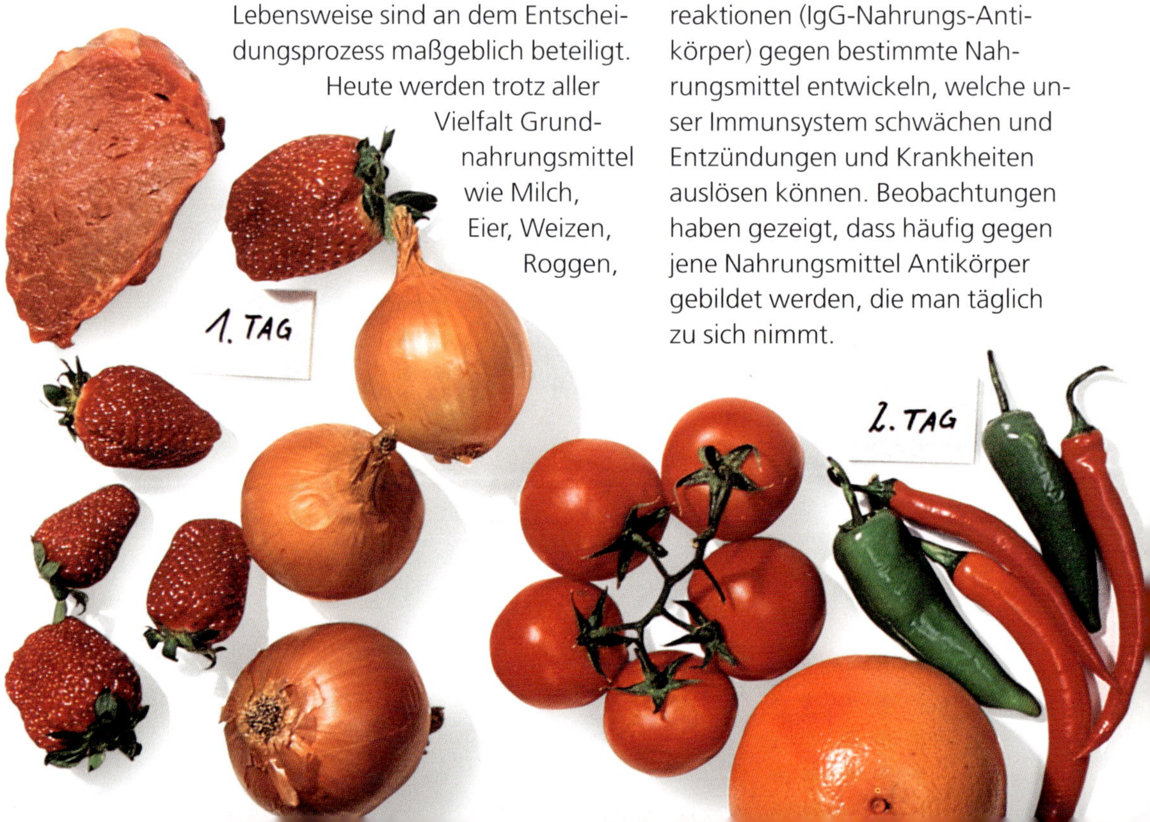

Das 4-Tage-Rotationsprinzip geht auf diese Erkenntnis ein. Das Rotieren (Abwechseln) der Nahrung entlastet unser Immunsystem und entgiftet den gesamten Organismus. Dazu werden die Lebensmittel in ein 4-Tage-Schema entsprechend ihrer Zugehörigkeit in Nahrungsmittelfamilien eingeteilt. Vier Tage deshalb, weil einzelne Bausteine der Nahrungsmittel bis zu vier Tage im Darm verweilen können, bis die letzten Reste mit dem Stuhlgang total ausgeschieden sind. Bei der J.-P.-Immun-Diät geht es also darum, jedes Nahrungsmittel nur alle vier Tage zu essen. Das Immunsystem bekommt damit Zeit, sich von dem Nahrungsmittel zu erholen, ehe es erneut verzehrt wird. Außerdem sollen Lebensmittel einer Familie nicht an zwei Tagen hintereinander gegessen werden, da sich schädliche Reaktionen und Intoleranzen des Immunsystems leicht innerhalb einer Nahrungsfamilie ausweiten können. Somit werden durch das Rotationsprinzip dieser Diät Anreicherung und Überlastung mit einem Nahrungsmittel verhindert und die Abwehrkräfte geschont. Entzündungen im Darm kommen zur Abheilung, so dass Vitamine und Mineralstoffe aus der Nahrung besser aufgenommen und verwertet werden können.

Naturbelassene Nahrungsmittel

In der J.-P.-Immun-Diät sollten möglichst alle Nahrungsmittel naturbelassen gegessen werden. Wenn Sie also die Möglichkeit haben, frische Nahrungsmittel zu verwenden, die nicht durch die Lebensmittelindustrie verarbeitet, verfeinert oder mit Konservierungsmitteln versetzt sind, sollten Sie zugreifen. Verzichten Sie auf schwere, fettreiche Gerichte, wie etwa Saucen oder undefinierbare Beilagen. Besser: frisches Obst und Gemüse. Der Einfachheit halber kann auch Tiefkühlware verwendet werden, wobei hier nur erntefrisch eingefrorene, naturbelassene Nahrungsmittel und nicht Fertigprodukte mit Saucen und komplette Gerichte

Natürliche Nahrungsmittel enthalten Vitamine und Mineralstoffe im ausgewogenen Maß. Frisches Obst und Gemüse sind die besten Quellen für diese winzigen Substanzen, ohne die der Stoffwechsel nicht funktionieren kann.

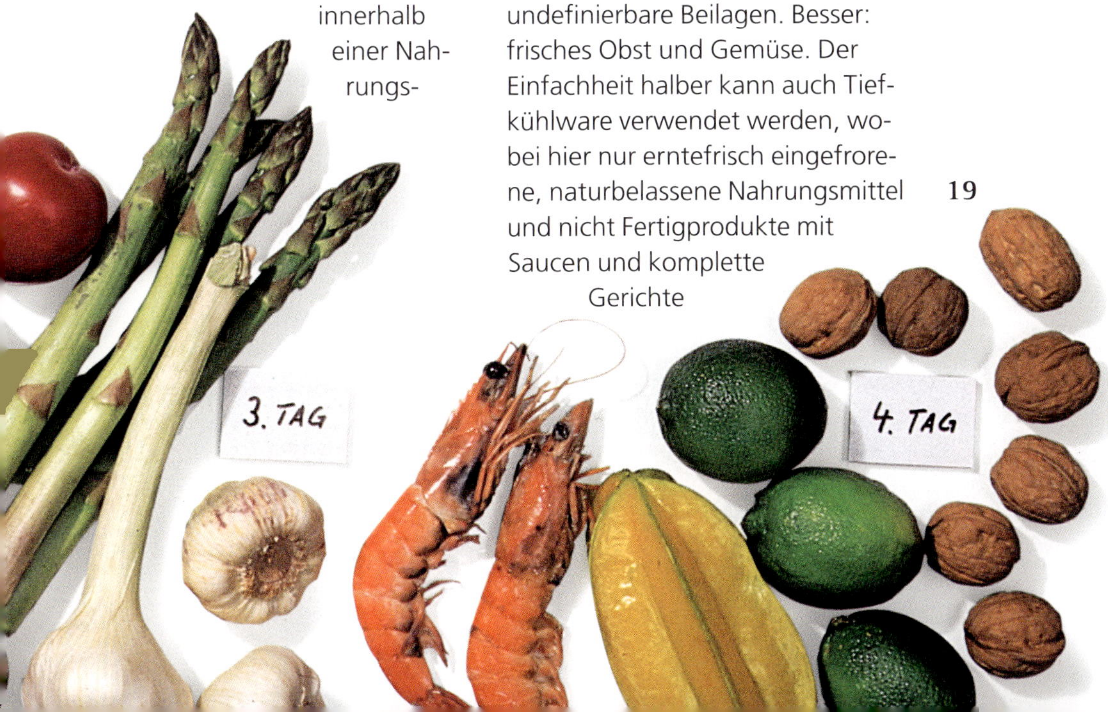

Die Jutta-Poschet-Immun-Diät ist das einzige Anwenderkonzept auf lange Sicht. Organisieren Sie Ihre Ernährungsumstellung (siehe Jutta-Poschet-4-Tage-Rotations-Übersichtstabelle Seite 32 bis 35).

TIPP

Machen Sie sich mit der 4-Tage-Rotations-Übersichtstabelle vertraut, das wird Ihnen die Auswahl der Lebensmittel für die Zubereitung der täglichen Speisen erleichtern.

gemeint sind. Auch sollten, wenn möglich, schadstoffarme Lebensmittel, am besten aus biologischem Anbau, verwendet werden. Natürliche Nahrungsmittel entlasten unser Immunsystem. Chemische Zusatzstoffe belasten es.

Rotation = gleichmäßiger Wechsel

Eine einfache Formel genügt, um unseren Stoffwechsel auf Hochtouren zu bringen. Dazu muss man wissen, dass pflanzliche Nahrungsmittel in botanische Familien eingeteilt sind, wie auf Seite 134ff. in leicht angepasster Form aufgelistet. Entsprechend kann man auch tierische Lebensmittel in Gruppen zusammenfassen. Diese Einteilungen bilden die Grundlage der J.-P.-Immun-Diät.
Das Wirkungsprinzip ist die 4-Tage-Rotation der Nahrungsmittel unter Berücksichtigung der Nahrungsmittelfamilien (Seite 134ff.). Dabei ist zu beachten:

- Dasselbe Nahrungsmittel darf nur jeden vierten Tag verzehrt werden.
- Nahrungsmittel der gleichen Familie dürfen nur jeden zweiten Tag gegessen werden.

Die Rotation gewährleistet auf lange Sicht eine abwechslungsreiche Ernährung, die keine Defizite hervorrufen kann. Mit diesem Ernährungsprogramm ist Ihr Körper immer optimal versorgt.

Übersichtstabelle

Als wichtigstes Hilfsmittel zur Durchführung der Ernährungsempfehlungen entwickelte ich die große 4-Tage-Rotations-Übersichtstabelle. Sie diente als Grundlage für alle Rezepte. Das beiliegende Poster für Ihre Küche sowie die Tabelle auf den Seiten 32 bis 35 zeigt Ihnen als tägliche Übersicht jene Nahrungsmittel, die an jedem entsprechenden Tag erlaubt sind und miteinander kombiniert bzw. untereinander getauscht werden können.

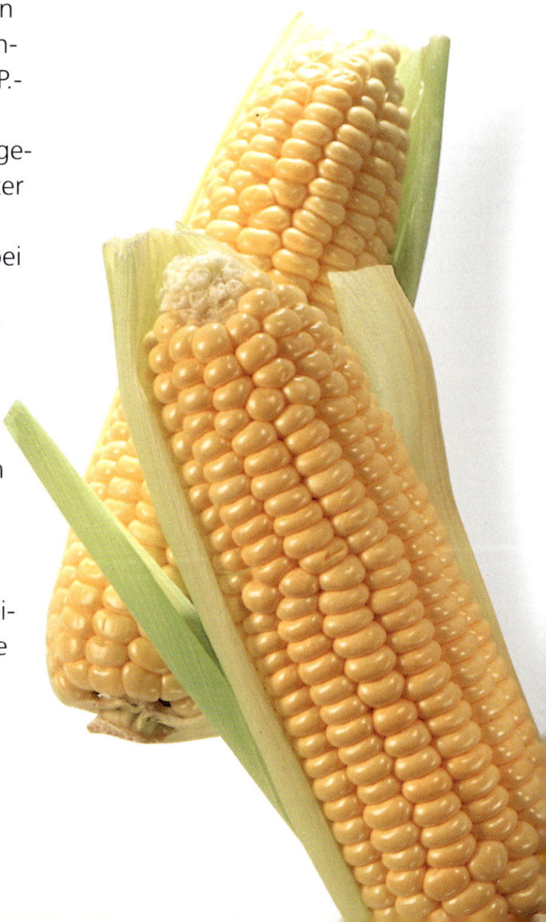

Die Lebensmittel sind dem jeweiligen Tag (1, 2, 3, 4) zugeordnet und zudem in Gruppen unterteilt: Fleisch, Fisch, Gemüse, Getreide, Salate, Früchte, Milchprodukte, Öle, Kräuter, Süßmittel, Getränke und Sonstiges.
Sie können nun selbst aus diesen Spalten Ihr individuelles Menü für den entsprechenden Tag zusammenstellen oder eigene Rezepte erfinden. Ihrer Phantasie sind keine Grenzen gesetzt! Die Rezepte in diesem Buch sollen Ihnen als Anregung dienen. Kombinieren Sie sie mit eigenen Ideen. Sie finden zur schnellen Orientierung eine Checkliste aller Nahrungsmittel von A bis Z auf den Seiten 138 bis 141, geordnet nach dem Rotationsprinzip.

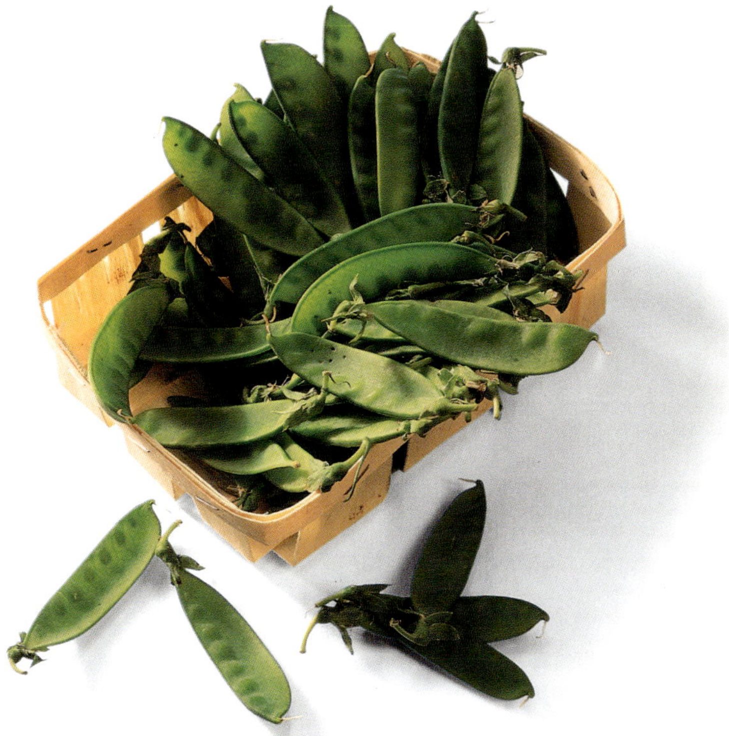

Die vier Bausteine der Jutta-Poschet-Immun-Diät

► Jedes Lebensmittel wird nur an einem von vier Tagen unter Berücksichtigung der Nahrungsmittelfamilien gegessen; daraus ergibt sich das original 4-Tage-Rotationsprinzip.

► Es werden nur natürliche Nahrungsmittel verzehrt und es wird auf industriell hergestellte Produkte möglichst verzichtet.

► In einer Mahlzeit werden möglichst wenig unterschiedliche Nahrungsmittel gegessen. Außerdem muss langsam und bedächtig gekaut werden, um den Speisebrei gut mit Verdauungssäften vermengen zu können.

► Durch die Auswahl aus einem reichhaltigen Lebensmittelangebot ermöglicht diese ausgewogene Kost eine optimale Versorgung mit Vitaminen, Mineralstoffen, Spurenelementen sowie Eiweiß, Kohlenhydraten und Fett.

Ein Beispiel: Sie essen am Tag 1 der Diät Erdbeeren. Dann folgen drei Tage mit anderen Obstsorten, und erst am fünften Tag, am Freitag, gibt es wieder Erdbeeren. Alternativ dazu stehen unter Tag 1 auch andere Obstsorten zur Verfügung. Gleiches gilt für alle anderen Nahrungsmittel.

Haaranalyse & IgG-Test

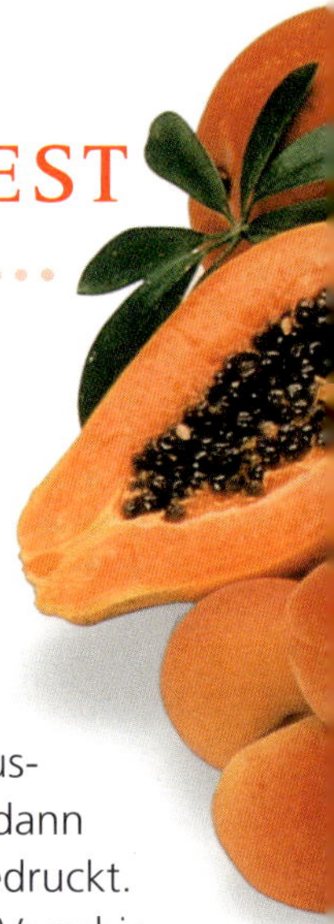

Mineralstoffanalysen dienen sowohl dem frühzeitigen Erkennen von Mangelzuständen als auch dem Erfassen von akuten oder chronischen Vergiftungen mit toxischen Spurenelementen. In beiden Fällen werden die ermittelten Werte mit den Normalwerten verglichen und entsprechende Empfehlungen abgeleitet.

Wichtiges zum Mineralstoffhaushalt

Mineralstoffe, Spurenelemente und Vitamine stärken unser Immunsystem und sind lebensnotwendig. Sie müssen in bestimmten Mengen täglich mit der Nahrung zugeführt werden, da unser Organismus sie nicht selbst herstellen kann. In dieser Gruppe werden insgesamt 14 Substanzen zusammengefasst, die nach ihrer Löslichkeit entsprechend in fettlösliche bzw. wasserlösliche Vitamine eingeteilt werden. Bestimmte Mineralstoffe wie Kalzium, Magnesium, Zink, Selen und Kupfer sind zur Stärkung unserer Abwehrkräfte ganz besonders wichtig. Jeder, der etwas für seine Gesundheit tun will, sollte daher seinen Mineralhaushalt etwa einmal jährlich überprüfen lassen.

Haaranalyse

Als Untersuchungsmaterial werden fünf Haarsträhnen (etwa 1 Gramm Haar, maximal 2 bis 3 Zentimeter lang) vom Hinterkopfbereich mit einer Schere aus Edelstahl unmittelbar am Haaransatz abgeschnitten. Die Testhaare dürfen nicht gefärbt, gebleicht oder dauergewellt sein.
Im Haarschaft werden 16 lebensnotwendige Mineralstoffe und sieben giftige Spurenelemente bestimmt. Auf einem ausführlichen Bericht wird dann der Mineralstatus ausgedruckt. Sie erfahren, ob bereits Verschiebungen in Ihrem Mineralhaushalt vorliegen, ob Sie einen Mangel an einzelnen Mineralstoffen haben oder ob sich toxische Elemente, z. B. Blei, in Ihrem Körper angereichert haben.
Die Mineralstoffanalyse aus dem Haar hat den Vorteil, dass sie den Mineralstatus der letzten drei Monate aufzeigt, während aus dem Blut nur die Tageskondition bestimmt wird.
Bei Verschiebungen im Kalzium-, Magnesium- oder Zinkhaushalt ist es angebracht, sofort mit der J.-P.-Immun-Diät zu beginnen. Defizite, etwa an Kupfer, Selen oder Chrom, können durch zusätzliche Einnahme spezieller mineralmed® Basis-Vitamin-Mineral-Präparate ausgeglichen werden (Information über Haaranalyse und mineralmed® Produkte siehe Seite 144).

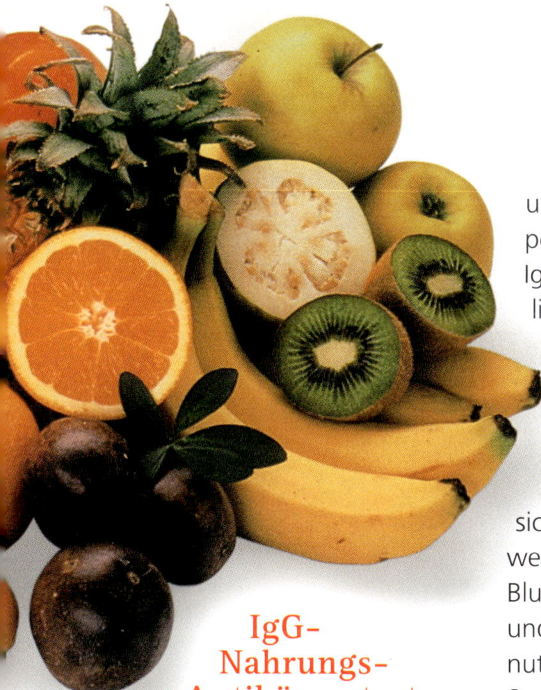

IgG-Nahrungs-Antikörpertest

Der Test zeigt auf, ob Sie im Blut bereits Antikörper gegen bestimmte Nahrungsmittel haben. Er bietet die Möglichkeit, 100 Nahrungsmittel auf die Bildung von Antikörpern im Körper zu untersuchen. Das Testergebnis wird nach dem Rotationsprinzip aufgeschlüsselt und ist somit Grundlage für eine Ernährungsumstellung nach dem Jutta-Poschet-Immun-Diät-System.

Bei ständiger Belastung durch falsche Ernährung, Stress, Infekte oder Umweltgifte wird unser Immunsystem zunehmend sensibler, intoleranter und aggressiver. Es beginnt einen Kampf mit allem, was wir unserem Körper zuführen, insbesondere mit Nahrungsmitteln, die wir häufig essen oder die am schlechtesten verdaut werden. In diesem täglichen Kampf bildet unser Immunsystem IgG-Antikörper gegen diese Nahrungsmittel. IgG-Antikörper sind Immunglobuline der Klasse G. Diese Antikörper greifen die Nahrungsmittel an, jedesmal, wenn sie gegessen werden. Dies führt zum Verschleiß unserer Abwehrkräfte. Gleichzeitig bilden sich im Blut Immunkomplexe, welche sich in Gelenken, Muskeln, Blutgefäßen oder Nerven ablagern und dort Entzündungen und Abnutzung verursachen können. Auch Stoffwechselblockaden mit Gewichtszunahme sind oft eine Folge. Deshalb ist es so wichtig, rechtzeitig zu erkennen, gegen welche Nahrungsmittel sich bereits Antikörper gebildet haben. Die J.-P.-Immun-Diät wird dann unter Ausschluss der erkannten Nahrungs-Antikörper durchgeführt. Dies führt zur Stoffwechselaktivierung. Vorhandene Allergene können so abgebaut werden. Dieses Spezialprogramm wird für mindestens sechs Monate durchgeführt.

So können Sie die J.-P.-Immun-Diät noch wirksamer für sich arbeiten lassen.

Wo Sie den IgG-Nahrungs-Antikörpertest

Die Mineralstoffanalyse zeigt auf, ob Defizite oder Verschiebungen im Mineralstoffhaushalt vorliegen.
Der IgG-Nahrungs-Antikörpertest zeigt Ihre persönlichen Stoffwechselblockaden auf.

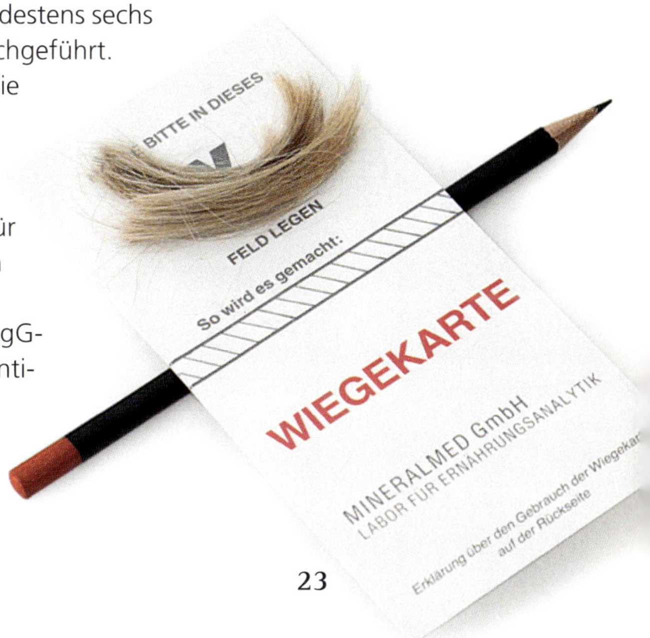

Auf eine ausgewogene Mischung aller Lebensmittel kommt es bei der Ernährung an.

durchführen lassen können und die Ergebnisse nach dem original Jutta-Poschet-Immun-Diät-System interpretiert werden, erfahren Sie auf Seite 144.

Nährstoff-Balancing

Durch die Ernährungsumstellung nach dem J.-P.-Immun-Diät-System wird der Stoffwechsel optimal aktiviert, die Nährstoffe können über den Darm wieder besser aufgenommen werden. Benötigt man trotzdem jeden Morgen einen Pillencocktail? Nicht unbedingt. Sie sollten auf jeden Fall vor der Einnahme eines Zusatzpräparats Ihren Mineralstoffhaushalt checken lassen, denn auch zu viel des Guten schadet.

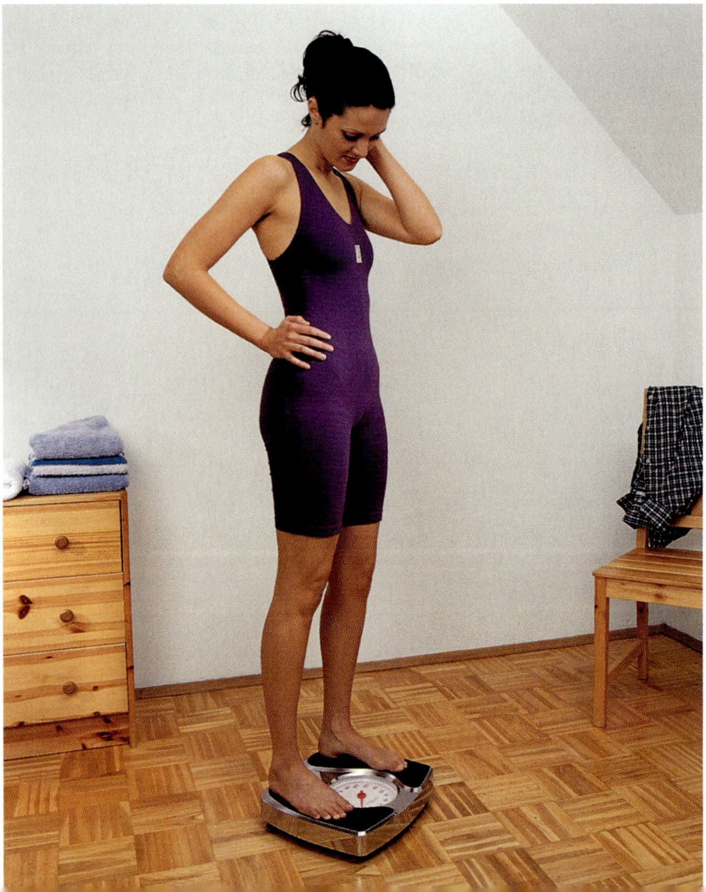

Woher kommen Mineralstoffdefizite?

Üppige Speisen, Süßes, zu viel Kaffee, Alkohol und mit chemischen Stoffen konservierte Lebensmittel, Darmstörungen sowie Stress belasten unser Immunsystem.
Zuweilen führt sogar Vollwertkost zu Problemen, wenn der Darm diese nicht verdauen kann. Im schlimmsten Fall können sich dann giftige Gase im Darm bilden. Die Nährstoffe werden unverdaut wieder ausgeschieden, weil der Stoffwechsel nicht mehr optimal arbeitet. In diesen Fällen gehen auch Mineralstoffe, Spurenelemente und Vitamine der Nahrung verloren.

Lebensnotwendige Substanzen

Vitamine steuern unsere Stoffwechselreaktionen. Diese Verbindungen kann der Körper selbst nicht herstellen, doch er braucht sie für Wachstum und Erhalt der Körperfunktionen. Sie wirken u. a. mit bei der Verbrennung der Kohlenhydrate, dem Bau von Zellen, sie beeinflussen den Fetttransport und die Muskelarbeit. Sie sind die so genannten Zündkerzen unseres Körpersystems.

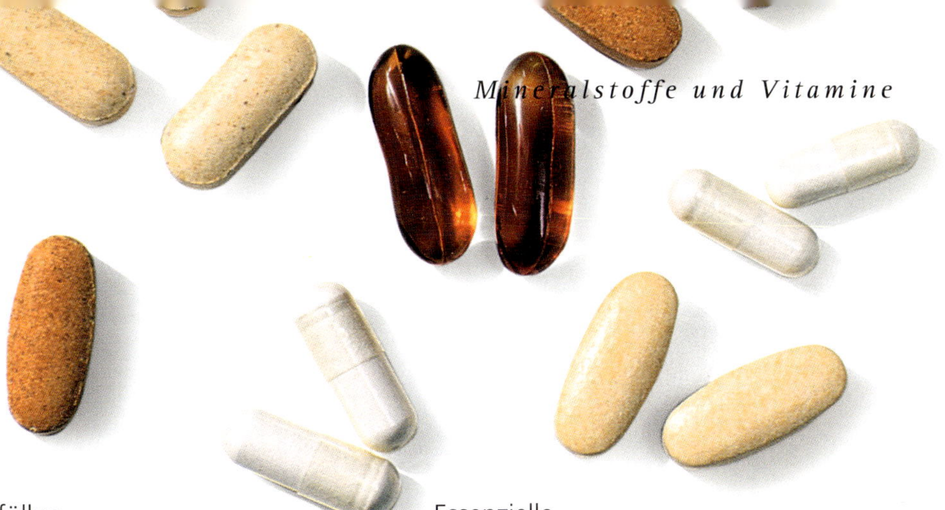

Mineralstoffe sind ebenfalls lebensnotwendige Nährstoffe, die in relativ großen Mengen im Körper vorkommen. Sie werden mit pflanzlicher Nahrung aufgenommen und erfüllen verschiedene Funktionen: Sie sind Bausteine der Knochen, wie etwa Kalzium, Phosphor und Magnesium, Bestandteile von Enzymen und Hormonen und kommen in vielen Körperflüssigkeiten vor.

Essenzielle Spurenelemente sind z. B. Eisen, Jod, Chrom, Kupfer, Mangan und Zink. Sie sind für bestimmte Funktionen zuständig, etwa Eisen für den Sauerstofftransport im Blut und Zink bei der Wundheilung.

Kleiner Test zum Nährstoff-Balancing

Leiden Sie unter Magen-Darm-Problemen?	ja ❑	nein ❑
Rauchen Sie?	ja ❑	nein ❑
Trinken Sie täglich Alkohol?	ja ❑	nein ❑
Stehen Sie unter einer besonderen Belastung?	ja ❑	nein ❑
Leiden Sie unter beruflichem oder privatem Stress?	ja ❑	nein ❑
Sind Sie schwanger/Stillen Sie?	ja ❑	nein ❑
Nehmen Sie als Frau die Pille?	ja ❑	nein ❑
Leiden Sie unter einer Allergie?	ja ❑	nein ❑
Betreiben Sie sehr viel Sport?	ja ❑	nein ❑
Haben Sie IgG-Nahrungs-Antikörper im Blut (Stoffwechselblockaden)?	ja ❑	nein ❑

Wenn Sie eine oder mehrere Fragen mit »ja« beantwortet haben, so sollten Sie durch eine Mineralstoffanalyse aus dem Haar abklären, ob Ihr Mineralstoffhaushalt verschoben ist oder ob Sie bereits größere Defizite haben. Es ist sehr wichtig, die richtigen Nährstoffe in einem ausgewogenen Verhältnis zu sich zu nehmen. Mit ausschließlich Einzelsubstitutionen von Mineralien kann es zu starken Verschiebungen kommen.

mineralmed®

TIPP

Nährstoff-Balancing steht für den optimalen Ausgleich an Vitaminen und Mineralstoffen. Information über mineralmed® Produkte erhalten Sie auf Seite 144. Versuchen Sie bitte nicht, sich mit Selbstdiagnose und Selbstmedikation zu helfen.

Stoffwechselaktivierung

Auch die Seele kommt wieder in Gleichklang. Unterstützen Sie Ihren Körper regelmäßig mit Meditation, Yoga, Tai Chi und Aqua Balancing. Erkundigen Sie sich an Ihrem Wohnort nach einem geeigneten Fitnessstudio oder Kursangebot. Die sportlichen Aktivitäten sollten ein fester Bestandteil Ihres Tagesplans sein.

Bei der Umstellung der Ernährung nach dem Prinzip der Rotationsdiät kann es zunächst zu einem vermehrten Hungergefühl kommen. Dieses verschwindet aber meist nach den ersten Tagen. Ausgelöst wird das Gefühl durch den auf Hochtouren laufenden Stoffwechsel. Sobald der Blutzuckerspiegel stabil ist, wird es verschwinden.

Entzugssymptome – eine mögliche Diätreaktion

Am Anfang kann es auch zu Entzugserscheinungen kommen, da der Körper langsam entgiftet wird. Solche Symptome kennen ehemals chronische Raucher oder Leute, die jahrelang suchtauslösende Substanzen wie täglich große Mengen an Kaffee zu sich genommen haben.

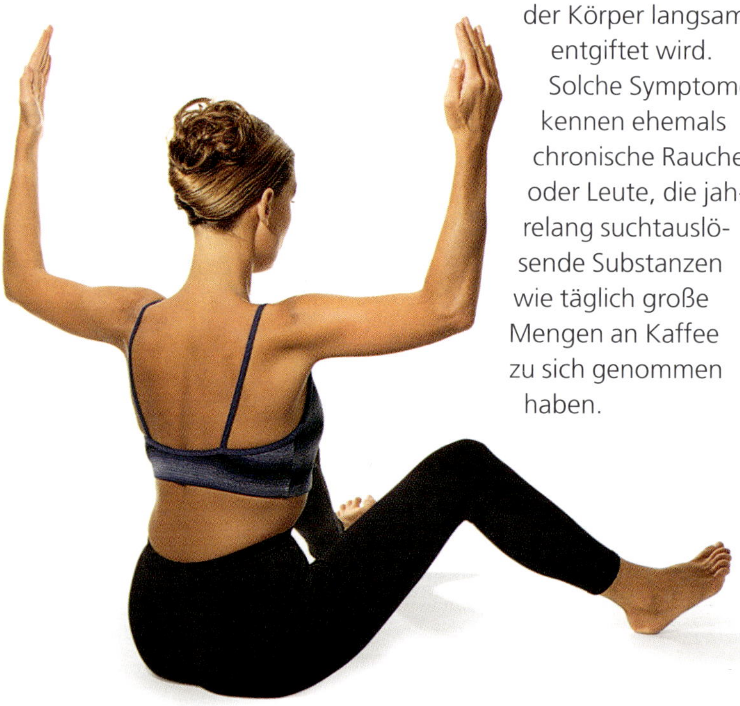

Kopfschmerzen, Unwohlsein, Müdigkeit, Gliederschmerzen oder Überempfindlichkeiten können in der Entwöhnungsphase auftreten. So ist es auch, wenn bei dieser Diät reaktionsauslösende Nahrungsmittel weniger häufig gegessen oder ganz weggelassen werden. In den ersten Tagen oder Wochen können die Beschwerden, die jahrelang eine Plage waren, kurzfristig verstärkt und wiederholt auftreten. Sie verschwinden meist nach wenigen Tagen oder Stunden.
Diese Entzugssymptome sind der Beweis der Wirkung der Diät. Ihr Immunsystem beginnt, sich zu regenerieren und neue Kräfte zu entfalten. Die Blockade des Stoffwechsels verschwindet, die Entgiftung ist voll in Gang. Die Entzugsphase dauert bei jedem unterschiedlich lang – von wenigen Tagen bis hin zu mehreren Wochen. In dieser Zeit der Entgiftung wechseln oft in schneller Folge Stimmungstiefs und -hochs. Ihr natürlicher Instinkt wird geschärft und Sie werden sensibler. Ihr Verstand wird klar und scharf. In dieser Phase sollten Sie sich nicht mit unnötigem Stress belasten und die Entgiftung mit viel Bewegung in frischer Luft unterstützen.

Das 8-Tage-Reinigungsprogramm

Wenn Sie mehr als 5 Kilogramm Übergewicht haben oder an starken Allergien leiden, empfehle ich Ihnen dieses Heilfastenprogramm mit unterstützender Wirkung spezieller Präparate. Sie sollten es nur durchführen, wenn Sie acht bis zehn Tage Zeit mit viel Ruhe haben. Sie ernähren sich in dieser Zeit ausschließlich von Flüssigkeit und verlieren dabei 3 bis 4 Kilogramm Gewicht. Sie benötigen dafür:

- für den ersten Tag 20 Gramm Glaubersalz aus der Apotheke
- 2 Dosen mineralmed®-Eiweiß-Enzym-Powder
- 1 Packung mineralmed®-Antioxidantien-Plus
- täglich frisches Gemüse für eine klare Brühe (400 bis 500 Gramm)

Beginnen Sie an einem Samstag. Dazu trinken sie am Morgen ein Getränk mit mineralmed®-Eiweiß-Enzym-Powder. Zur intensiven Darmreinigung lösen Sie zwei Stunden später 20 Gramm Glaubersalz in 1/2 Liter Wasser auf und trinken es zügig. Darauf folgen mehrere Darmentleerungen. Am Mittag und am Abend trinken Sie jeweils ein Getränk Eiweiß-Enzym-Powder wie am Morgen.

Sonntag bis Sonntag: Jeweils dreimal täglich das Eiweiß-Enzym-Powder-Getränk. Das Mittag- und Abendessen besteht immer aus einer klaren Gemüsebrühe. Die zusätzliche Einnahme von mineralmed®-Antioxidantien-Plus aktiviert Ihre Entgiftung. Trinken Sie außerdem über den Tag verteilt noch mindestens 2 bis 3 Liter Mineralwasser und Kräutertee.

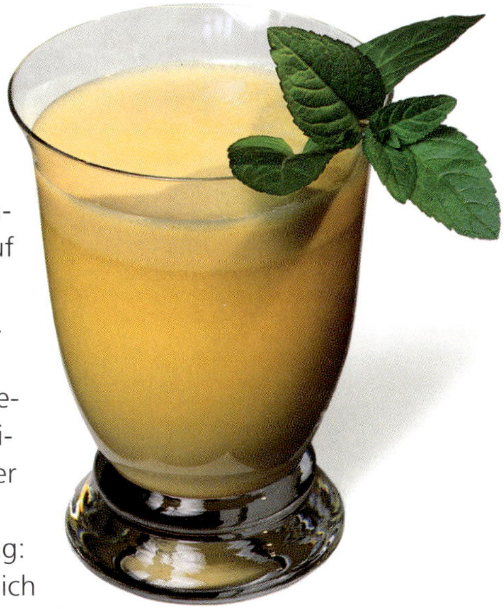

Dieses intensive Darmreinigungsprogramm ist nicht zwingend notwendig, bevor Sie mit der J.-P.-Immun-Diät beginnen. In den USA wird es oft in Kombination mit dem IgG-Nahrungs-Antikörpertest empfohlen, da viele Personen mit sehr starken Allergien oder großen Gewichtsproblemen erst einmal komplett »gereinigt« werden müssen. Erst mit dem IgG-Testergebnis kann dann die Diät mit bestmöglichem Erfolg durchgeführt werden.

TIPP

Das Fastenbrechen nach acht bis zehn Tagen:

- **Am Morgen langsam einen Apfel essen.**
- **Mittags essen Sie Ihre frisch zubereitete Gemüsebrühe mit dem Gemüse.**
- **Abends ebenso die komplette Gemüsebrühe essen. Sie dürfen zusätzlich auch jeweils mittags und abends ein Knäckebrot sowie einen Naturjoghurt verzehren.**

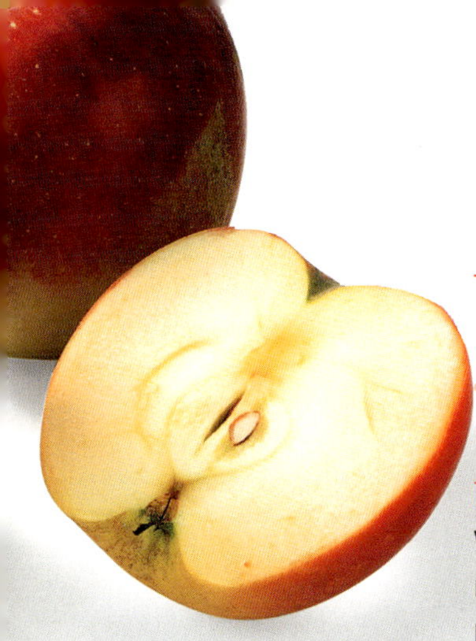

Was Sie wissen müssen

Übergewicht

Wenn Sie die Diät zur Gewichtsreduktion durchführen, sollten Sie pro Mahlzeit nicht mehr als 85 bis 115 Gramm eines bestimmten Lebensmittels zu sich nehmen. Auf diese Weise reduzieren Sie die Kaloriengesamtzufuhr, die sich zwischen 1200 und 1800 Kilokalorien pro Tag bewegen sollte. Wenn Sie an sehr starken Gewichtsproblemen leiden, empfehle ich Ihnen vorweg den IgG-Nahrungs-Antikörpertest. Er gibt Aufschluss darüber, ob Sie bereits Antikörper gegen bestimmte Nahrungsmittel im Blut haben und diese zur Stoffwechselblockade führen. Sie führen dann das Spezialprogramm durch, unter Ausschluss der erkannten Nahrungs-Antikörper.

Denken Sie immer daran, genügend zu trinken. Der Körper benötigt jeden Tag mindestens 2 bis 3 Liter Flüssigkeit in Form von Mineralwasser oder Kräutertee.

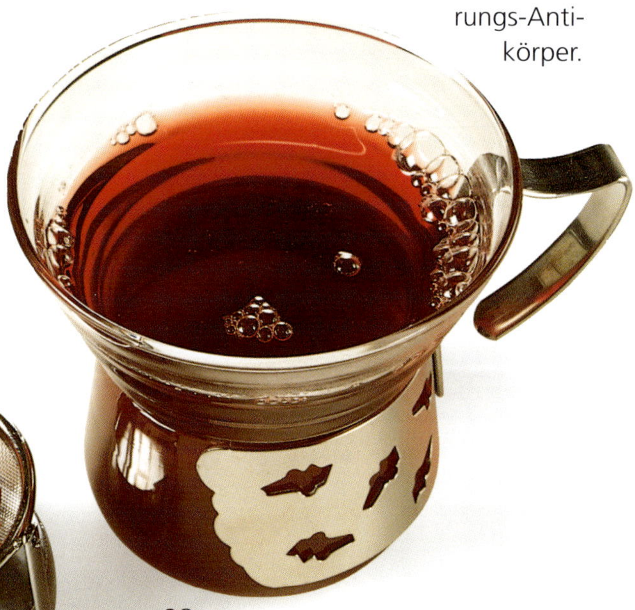

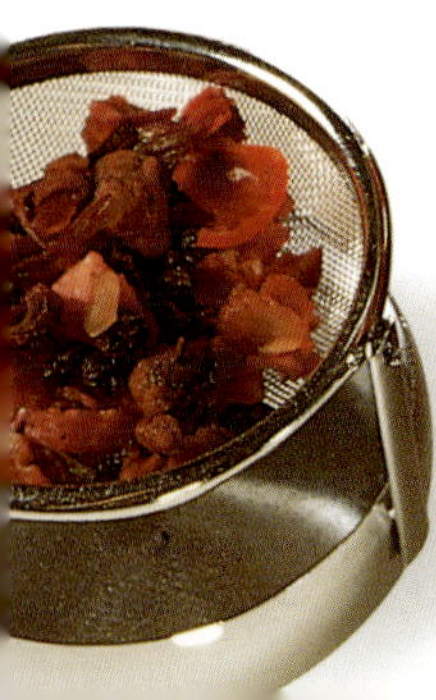

Untergewicht

Selbst wenn Sie zu wenig Gewicht auf die Waage bringen, können Sie diese Diät allein zur Stärkung des Immunsystems durchführen. Sie brauchen sich dann bei den Mengen nicht einzuschränken und verzehren so viel, dass Sie angenehm satt sind. Die J.-P.-Immun-Diät kann bei untergewichtigen Personen sogar zur Gewichtszunahme führen, indem das Immunsystem entlastet, eine bessere Nahrungsaufnahme und eine damit verbundene bessere Vitamin- und Mineralstoffzufuhr ermöglicht wird.

Zwischenmahlzeiten

Um einen guten Rhythmus des Blutzuckerspiegels zu erhalten, sollten zwischen den einzelnen Nahrungsaufnahmen etwa vier Stunden Zeit liegen. Dadurch kommt es zur optimalen Verdauung.

Vegetarier

Das reichhaltige Rezeptangebot mit Hilfe der 4-Tage-Rotations-Übersichtstabelle in diesem Buch bietet viele Möglichkeiten auch für Vegetarier.

Speisenzubereitung

Bereiten Sie alle Speisen »natur« zu, d. h. möglichst frisch und ohne Saucen und Panaden. Sie werden bereits nach wenigen Tagen auf den »neuen« Geschmack gekommen sein. Durch den Verzehr von ausschließlich natürlich zubereiteten Speisen kommt der ursprüngliche »Essinstinkt« wieder in Gang. Auch das Sättigungsgefühl ist viel leichter zu definieren, wenn man auf ständige, vielfältige Geschmacksreize verzichtet.

Auswärts essen

Im Restaurant oder bei Einladungen brauchen Sie sich nur an die gemäß Rotationsschema erlaubten Nahrungsmittel halten. Verzichten Sie auf Saucen, essen Sie alles natur.

Brotverzicht

Brot enthält zum größten Teil Hefe, und diese ist eine der häufigsten Allergieauslöser. Sie brauchen jedoch nicht ganz auf Brot zu verzichten. Sie sollten sich nur an die Getreidearten gemäß dem Rotationsprinzip halten:

Tag 1: Weizen, Roggen, Gerste;
Tag 2: Buchweizen;
Tag 3: Hafer, Hirse;
Tag 4: Soja.

Es gibt Bäckereien, die Spezialbrote nach dem Jutta-Poschet-Immun-Diät-System backen (Bezugsquellen siehe Seite 144).

Wichtig ist das Frühstück ohne Brot. Frisches Obst des Tages mit der Getreidesorte des Tages, kombiniert mit Obstsaft oder, wenn erlaubt, mit Milch ist beste Basis für einen erfolgreichen Tag. Sie werden den Verzicht auf normales Brot gern akzeptieren, wenn Sie anfangen zu spüren, wie Ihr Immunsystem dadurch entlastet wird.

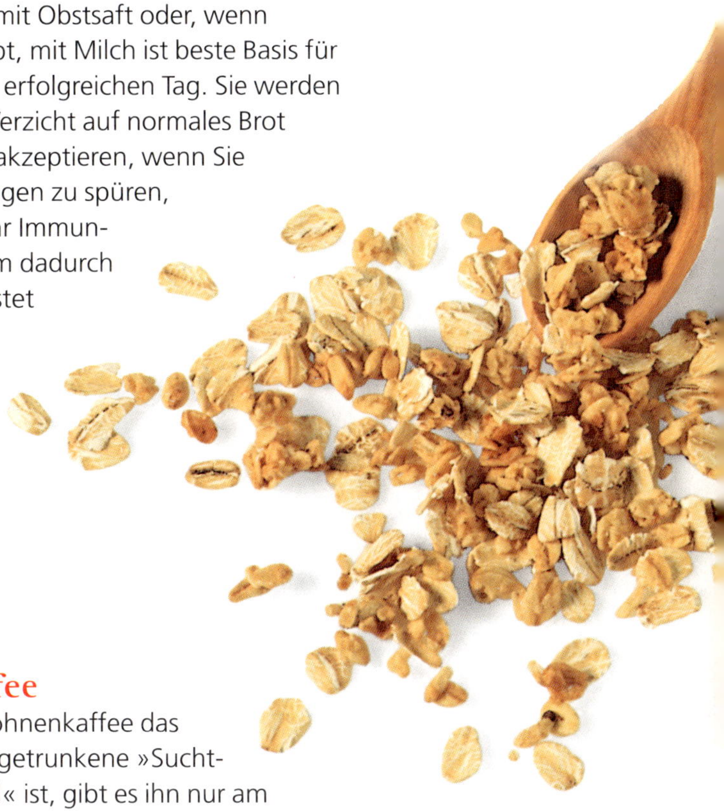

Kaffee

Da Bohnenkaffee das meistgetrunkene »Suchtmittel« ist, gibt es ihn nur am Tag 3. Am Tag 1 steht Malzkaffee auf der Rotationskarte. An den übrigen Tagen trinken Sie besser Kräutertees nach Angabe, denn sie unterstützen unseren Organismus bei der wichtigen Aufgabe der Entgiftung. Mate-Tee und alle grünen Teesorten sind darüber hinaus genauso anregend wie Kaffee – nur viel gesünder!

Mit der Zeit werden Sie das Gefühl dafür entwickeln, Speisen und Getränke in ihrer natürlichen Form zu schätzen.

Mengenangaben

Die in den Rezepten genannten Mengen beziehen sich, sofern nicht anders angegeben, auf eine Portion.

Kalorien-/Jouleangaben

Die Energieangaben bei den Rezepten beziehen sich immer auf das Nettogewicht, also auf den essbaren Anteil der Nahrungsmittel. Gewürze, Kräuter und geringe Mengen energiearmer Zutaten sind nicht berücksichtigt, da sie in den winzigen Mengen, in denen sie verzehrt werden, nicht ins Gewicht fallen.

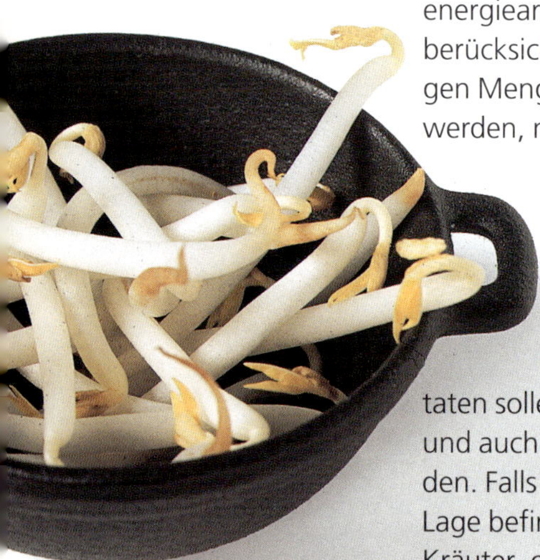

Frische Keime und Sprossen sind gute Lieferanten für Vitamine und Mineralstoffe. Sojasprossen können Sie, der Tabelle entsprechend, am Tag 4 verzehren.

Zutaten

Ob Fleisch, Fisch, Meeresfrüchte, Gemüse, Obst oder Käse – alle Zutaten sollen immer frisch gekauft und auch als solche zubereitet werden. Falls Sie sich in der glücklichen Lage befinden, einen eigenen Kräuter- oder Gemüsegarten zu besitzen, so können Sie das entsprechende Tagesgemüse immer frisch ernten.

Kochgeschirr

Zum Kochen, Braten, Dünsten usw. werden Töpfe aus Edelstahl, emaillierter Keramikware und/oder Glas empfohlen, weil die Reaktivität dieser Materialien gering ist.

Salz

Salz sollte immer nur in geringen Mengen verwendet werden. Besser viel frische Kräuter nehmen! Statt gewöhnlichem Salz sollten Sie Meer- oder Sesamsalz verwenden.

Süßstoff

Auf Süßstoff sollten Sie bewusst verzichten! Süßen Sie besser mit natürlichen Stoffen, z. B. mit Honig oder Ahornsirup oder entsprechenden Fruchtsirupen der erlaubten Tagesfrüchte.

Obstsäfte

Verwenden Sie nach Möglichkeit nur naturreine Obstsäfte (Muttersäfte). Sie bestehen zu 100 Prozent aus dem Saft frischer Früchte und werden ohne Zuckerzusatz in den Handel gebracht. Sie bekommen sie im Reformhaus oder in Bioläden. Am allerbesten sind natürlich kurz vor dem Verzehr ganz frisch gepresste Fruchtsäfte. Verzichten Sie auf fertige Limonaden und andere Softdrinks.

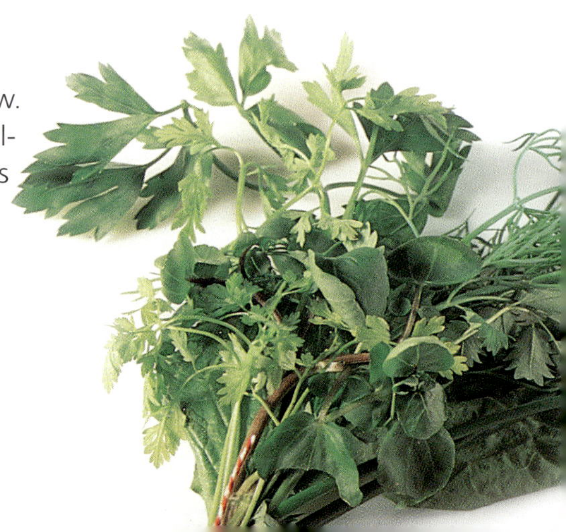

Flüssigkeitszufuhr

Der Flüssigkeitsbedarf beträgt pro Tag mindestens (!) 2 bis 3 Liter, das entspricht pro Tag sechs bis acht Gläser à 250 Milliliter Flüssigkeit. Trinken Sie vorzugsweise stilles Mineralwasser oder Kräutertee. Diese unterstützen den Organismus bei der wichtigen Aufgabe der Entgiftung. Kaffee, schwarzer Tee und Alkohol sollten nicht zur täglichen Flüssigkeitsration zählen. Mein Tipp: Morgens eine Tasse abgekochtes heißes Wasser auf leeren Magen getrunken unterstützt zusätzlich den Entgiftungsvorgang!

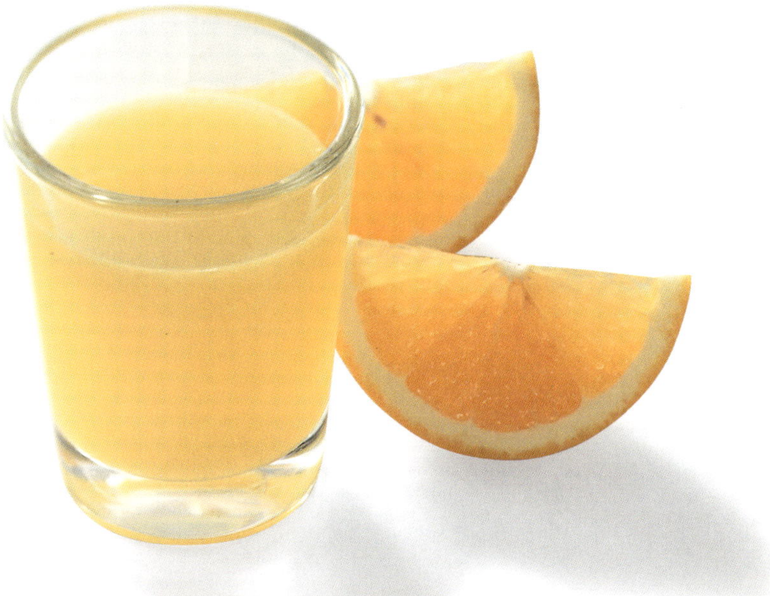

Alkohol

Nur in Maßen! D. h. beispielsweise an jedem vierten Tag ein Glas Champagner oder Bier. Wenn Sie die Diät zur Gewichtsreduktion durchführen, sollten Sie auf Alkohol völlig verzichten!

Trockenfrüchte

Sie sind meist geschwefelt und deshalb nicht empfehlenswert. Auch ungeschwefelte Trockenfrüchte sollten jedoch nicht verzehrt werden, da sie mit unsichtbaren Hefepilzen behaftet sein können. Essen Sie die Früchte lieber frisch, das ist wesentlich bekömmlicher für Ihre Gesundheit.

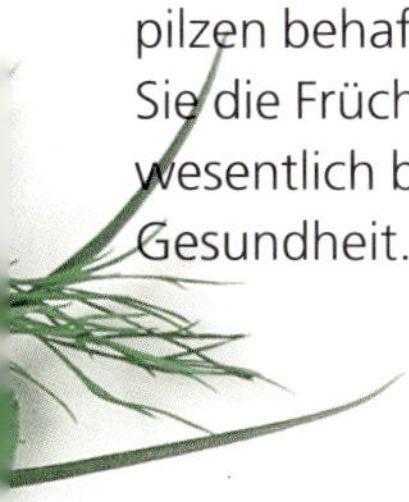

Haben Sie schon Appetit bekommen?

Wenn ja, dann blättern Sie doch in den nachfolgenden Rezeptvorschlägen! Diese Variationsmöglichkeit von Rezepten bei einer Diät ist bisher einzigartig. Die Jutta-Poschet-Immun-Diät ist ein variables Langzeitprogramm für Ihre Gesundheit. Dieses Ernährungsprogramm bietet Ihnen den großen Vorteil der ganzen Bandbreite aller Lebensmittel. Sie können sich durch die Rezeptvorschläge anregen lassen, haben aber gleichzeitig die Möglichkeit, Lebensmittel der Rezeptbeispiele mit Nahrungsmitteln der Rotations-Übersichtstabelle des selben Tages zu tauschen oder zu kombinieren.

Schonende Garmethoden wie Dünsten, Pochieren und Kochen in wenig Wasser erhalten den natürlichen Geschmack der jeweiligen Lebensmittel. Zum Würzen sollten Sie frische Kräuter der entsprechenden Nahrungsmittelfamilien verwenden.

Die grosse 4-Tage-Rotations-

Tag	Fleisch Geflügel Wild Eier	Fische Meeresfrüchte Schnecken	Getreide Korn, Schrot, Flocken, Grieß, Mehl Stärkeprodukte	Gemüse Hülsenfrüchte Pilze	Salate	Früchte
1	Kalb Rind Ochse Büffel	Aal Sardellen Sardinen Tintenfisch (Oktopus) Austern Muscheln (Herz-, Jakobs-, Kamm-, Venus-, Mies- muscheln) Weinberg- schnecken	Weizen Roggen Gerste Dinkel Grünkern Grahammehl Weizenstärke Glutenmehl Malz Hartweizen- grießnudeln (ohne Ei)	Artischocke Zucchini Porree (Lauch) Schwarzwurzel Kürbis Zwiebeln aller Art	Gurke Endivie Chicorée Eichblattsalat Batavia Bambussprossen	Apfel Birne Erdbeere Himbeere Brombeere Aprikose Quitte Kiwi Mango Melonen aller Art Sanddorn
2	Schwein Pferd Hase Kaninchen Wild- schwein	Forelle Renke Makrele Karpfen Schleie Saibling Lachs Lachs- forelle Seelachs Hering Thunfisch	Buchweizen Perlsago Kartoffelstärke Pfeilwurzel- mehl Agar-Agar	Aubergine Fenchel Möhre (Karotte) Knollensellerie Stangensellerie Blumenkohl Baumtomate Tomate Paprikaschote Batate (Süß- kartoffel) Kartoffel Algen	Feldsalat Sauerampfer	Rhabarber Stachelbeere Johannisbeere Holunderbeere Orange Mandarine Clementine Grapefruit Tangelo Kumquat Guave Zitrone

Übersichtstabelle von Jutta Poschet©

Milch Milchprodukte	**Fette Öle**	**Nüsse Samen**	**Kräuter Gewürze Würzmittel**	**Süßmittel**	**Getränke**	**Sonstiges**
Trinkmilch und Milchprodukte von der Kuh (Dickmilch, Joghurt, Quark, Frischkäse Molke, Buttermilch, süße und saure Sahne, Crème fraîche, Crème double, Käse aller Art) Büffelkäse (Mozzarella)	Sauerrahmbutter Butterschmalz Olivenöl Kürbiskernöl	Mandel Pistazie Cashewnuss Pinienkerne Kürbiskerne	Schnittlauch Wacholderblatt Wacholderbeere Salbei Zitronenmelisse Oliven aller Art Zwiebel Schalotte Apfelessig Apfelweinessig Himbeeressig	Ahornsirup Birnendicksaft Malzzucker	Apfelschalentee Hagebuttentee Brombeerblättertee Zitronenmelissentee Goldrutentee Malzkaffee Immer erlaubt: stilles Mineralwasser	Kakaopulver Schokoladenpulver Weizenkeime Backhefe Bierhefe Nährhefe
keine!	Schweineschmalz Erdnussöl Rizinusöl Leinöl	Erdnuss, frisch und geröstet Erdnussmus Esskastanie (Marone) Leinsamen Alfalfa Johannisbrot	Petersilie Liebstöckel (Maggikraut) Kerbel Borretsch Pfeffer, schwarz und weiß Cayennepfeffer Paprikapulver Chili Kümmel Kreuzkümmel Gewürznelke Muskatnuss Piment Koriander Anis Kapern	Blütenhonig	Lindenblütentee Fencheltee Holunderbeerentee Mate-Tee, grün und geröstet Immer erlaubt: stilles Mineralwasser	

Tag	**Fleisch Geflügel Wild Eier**	**Fische Meeresfrüchte Schnecken**	**Getreide Korn, Schrot, Flocken, Grieß, Mehl Stärkeprodukte**	**Gemüse Hülsenfrüchte Pilze**	**Salate**	**Früchte**
3	Lamm, Schaf Ziege Huhn Ente, Gans Truthahn Pute Perlhuhn Wachtel Fasan Reh Hirsch Hühnerei Wachtelei	Hecht Waller Marlin Seeteufel Schwertfisch	Hafer Hirse Mais Polenta Popcorn Maisstärke	Mais Rote Bete Spargel Avocado Spinat Mangold Palmherzen Champignons Pfifferlinge Steinpilze Austernpilze Morcheln Trüffeln	Kopfsalat Römersalat Eisbergsalat Friséesalat Radicchio Lollo Rosso Löwenzahn	Pflaume Zwetschge Mirabelle Reineclaude Kirsche Pfirsich Nektarine Schlehe Ananas Dattel Papaya Litschi Kakipflaume
4	Taube Sojafleisch	Meer-, Gold-, Rotbrasse Säge-, Zacken- barsch Gold-, Rot-, Blaubarsch Schellfisch Kabeljau Dorsch Zander Scholle Flunder Seezunge Heilbutt Steinbutt Meeres- und Flusskrebs Krabben Shrimps Garnele Scampi Hummer Languste Kaviar	Reis (poliert und Naturreis, Reisflocken) Sojamehl Sojaflocken Yamwurzel- mehl Glasnudeln (aus Mungo- bohne) Sojanudeln (ohne Ei)	Brokkoli Grüne Bohne Zuckerschote Kohlrabi Rosenkohl Grünkohl Wirsing Sauerkraut Weißkohl Rotkohl Kohlrübe Steckrübe Weiße Rübchen Mehlbanane Weiße Bohne Adzukibohne Mungobohne Limabohne Feuerbohne Sojabohne Gelbe und grüne Erbsen Kichererbse Linsen aller Art	Chinakohl Radieschen Rettich Sojasprossen Kresse (Garten-, Brunnen-, Kapuziner- kresse)	Heidelbeere Preiselbeere Moosbeere Weintrauben Banane Zitrone Limette Feige Kaktusfeige Passionsfrucht Sternfrucht Granatapfel Rosinen Sultaninen Korinthen

Milch Milchprodukte	Fette Öle	Nüsse Samen	Kräuter Gewürze Würzmittel	Süßmittel	Getränke	Sonstiges
Trinkmilch und Milchprodukte von Schaf und Ziege (Dickmilch, Joghurt, Quark Frischkäse, Käse aller Art)	Süßrahmbutter Gänseschmalz Kokosnussfett Kokosnussöl Maiskeimöl Sonnenblumenöl Sonnenblumen-margarine	Kokosnuss, frisch und geraspelt Sonnenblumen-kerne	Basilikum Thymian Majoran Oregano Rosmarin Minze, Estragon Kardamom Lorbeerblatt Ingwer, Zimt Curry Knoblauch Waldmeister Estragonessig	Zuckerrüben-sirup Ingwersirup Rohrzucker	Pfefferminztee Kamillentee Zinnkrauttee Schafgarben-tee Bohnenkaffee Immer erlaubt: stilles Mineral-wasser	
Sojamilch und Sojamilch-produkte Tofu	Walnussöl Sesamöl Distelöl Sojaöl	Walnuss Haselnuss Haselnussmus Paranuss Pecannuss Mohnsamen Sesam Sesammus (Tahin)	Dill Meerrettich Sesamsalz (Gomasio) Pfeffer, grün und rosa Safran Vanilleschote Vanillepulver Sojasauce (Tamari) Weinessig Senf	Waldhonig Tannen-honig Kleehonig Grenadine-sirup	Malventee Brennnesseltee Birkenblätter-tee Bärentrauben-tee (Nierentee) Schwarzer Tee Vanilletee Grüner Tee Immer erlaubt: stilles Mineral-wasser	Carob Bier (Hopfen) Wein Weinbrand Champagner

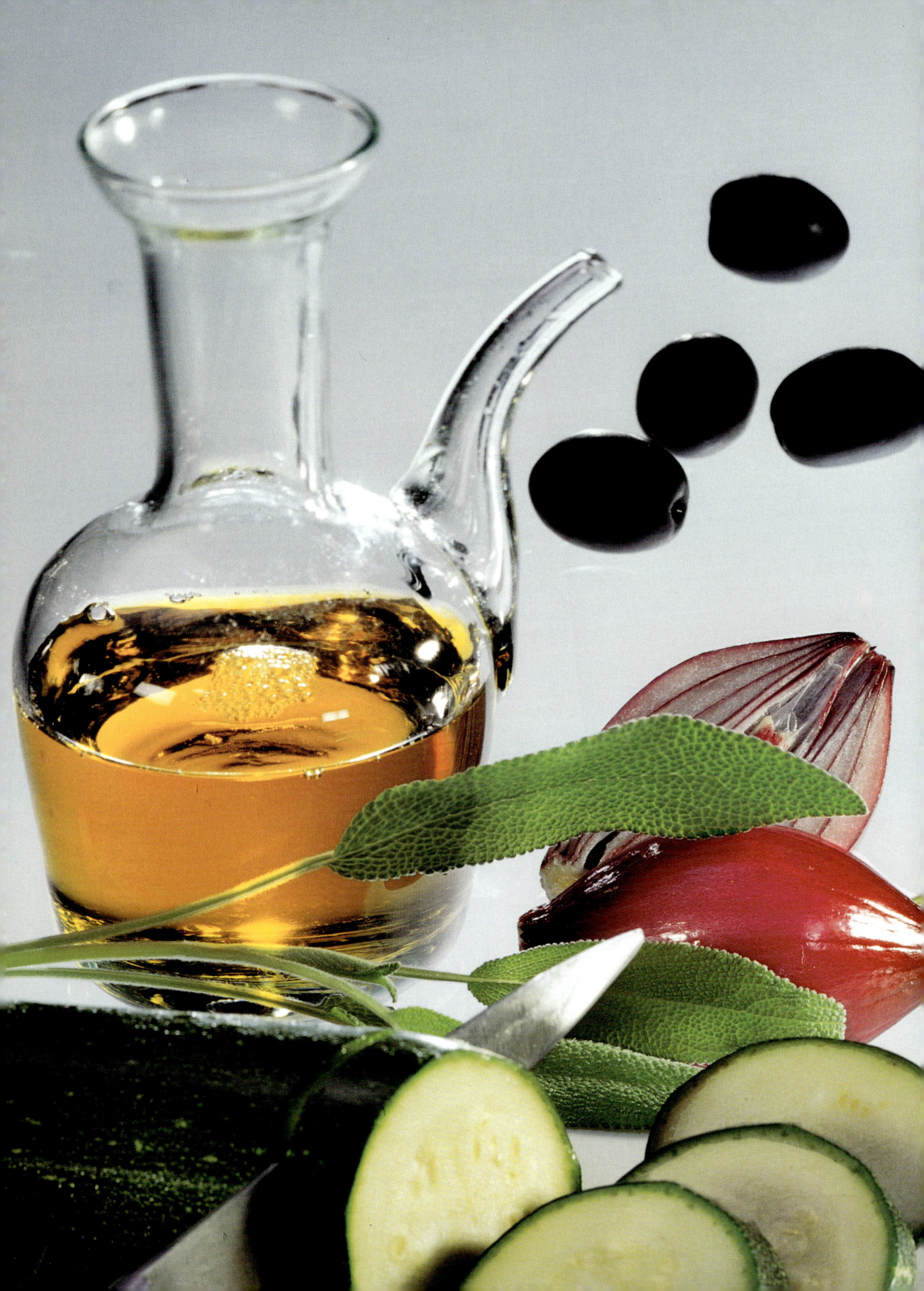

Rezepte

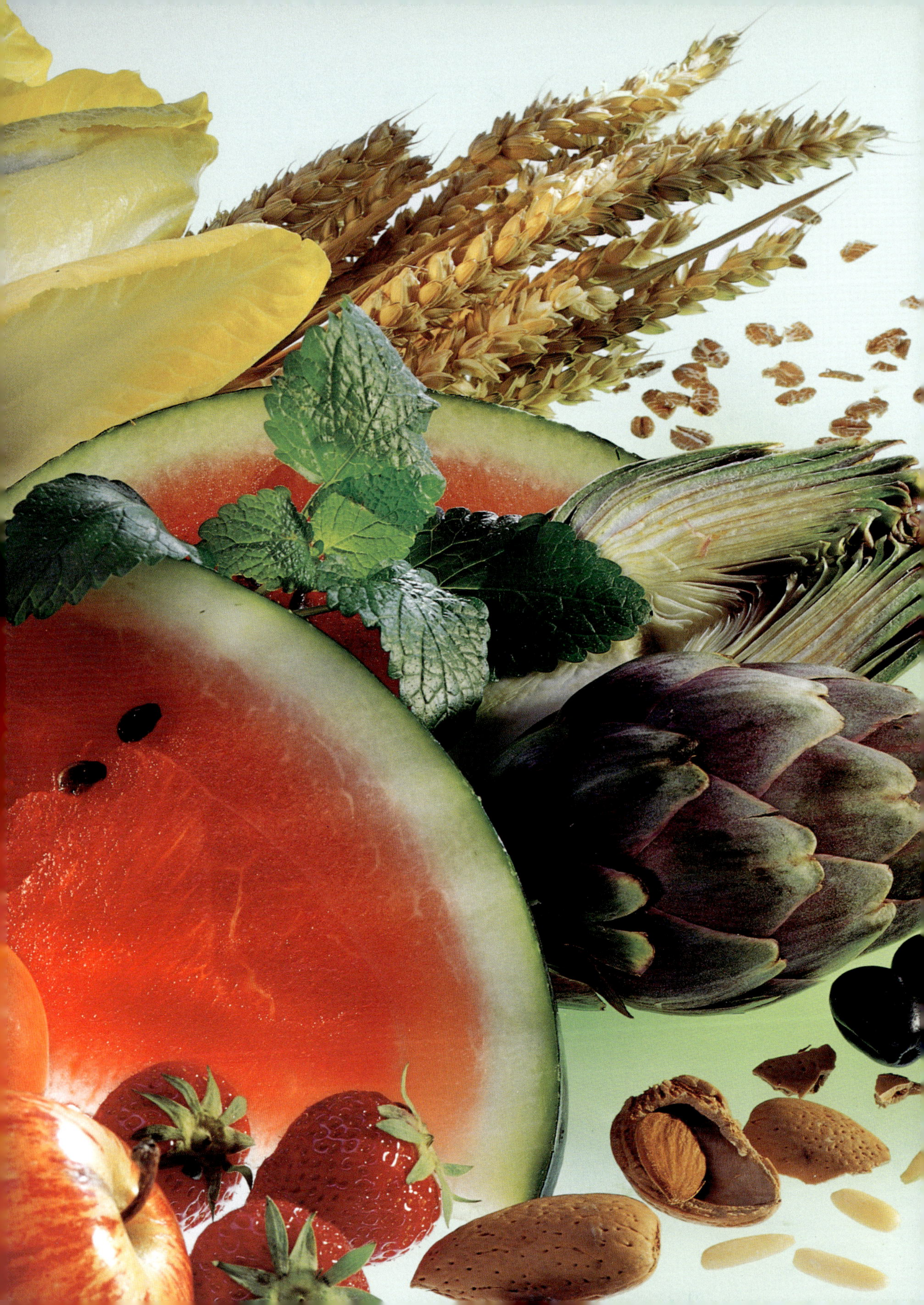

1. Tag

der 4-Tage-Rotation

Für den ersten Tag im Rhythmus der Immundiät stehen viele gängige Lebensmittel auf dem Speiseplan. Die bekanntesten Getreidearten Weizen, Roggen, Gerste und Dinkel können mit den verschiedensten Milchprodukten der Kuh kombiniert werden. An Fleisch sind Kalb, Rind, Ochse und Büffel vorgesehen, begleitet von Nudeln aller Art. Als Obst und Gemüse kommen Äpfel, Birnen, Erdbeeren sowie Zucchini, Porree, Kürbisse und Zwiebeln in Betracht. Zum Würzen bieten sich u. a. Schnittlauch, Salbei und Zitronenmelisse an.

Orientieren Sie sich anhand der 4-Tage-Rotations-Übersichtstabelle über die Nahrungsmittel des ersten Tages (siehe Seite 32). Aus dieser Zusammenstellung wurden folgende Rezepte für Tag 1 entwickelt.

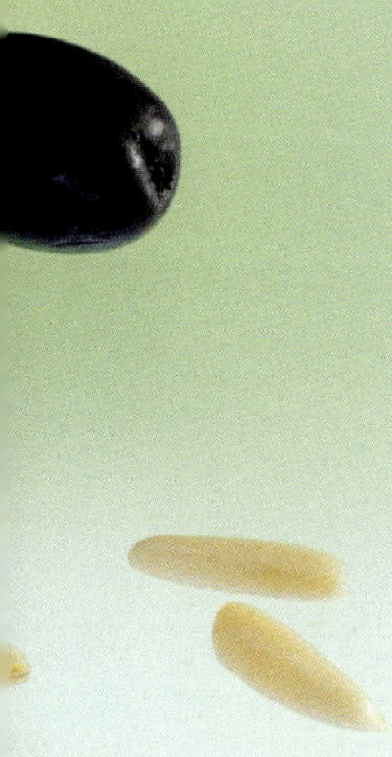

Frühstücke und Desserts

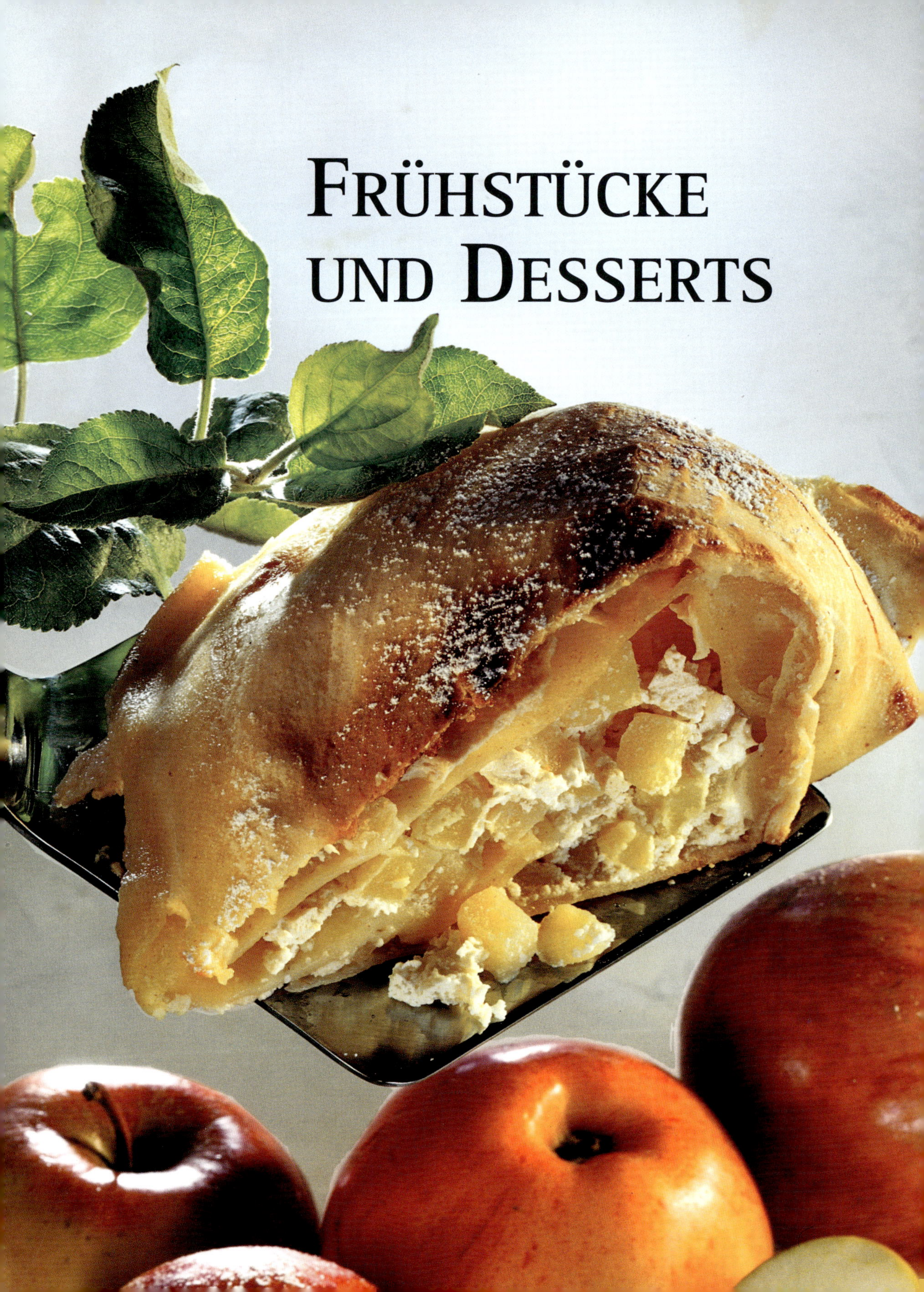

LAUWARMER APFELSTRUDEL

Für 2 Portionen

1 TL Öl
100 g Mehl, 1 Prise Salz
2 EL Olivenöl
250 g Magerquark
100 g saure Sahne (10 % Fett)
Apfeldicksaft nach Geschmack
700 g säuerliche Äpfel (Boskop)

Zubereitungszeit 90 Minuten

❶ Backofen auf 200 °C (Umluft 180 °C, Gas Stufe 3–4) vorheizen. Eine rechteckige feuerfeste Form mit Öl ausfetten.

❷ Das Mehl in eine Schüssel sieben und mit dem Salz vermischen. Die Hälfte des Öl und so wenig lauwarmes Wasser unterrühren, dass sich der Teig zwar von der Schüssel löst, aber nicht klebt. Den Teig gut durchkneten. Auf einer bemehlten Stoffserviette ausrollen und dünn ausziehen.

❸ Den Quark und die saure Sahne miteinander verrühren und nach Geschmack mit Apfeldicksaft süßen. Äpfel waschen, schälen, Kerngehäuse entfernen und das Fruchtfleisch würfeln. Die Quarkmasse auf dem Strudelteig dick ausstreichen, dabei einen kleinen Rest zurückbehalten. Die Apfelstücke darauf verteilen. Den Strudel zusammenrollen, indem die Serviette auf einer Seite angehoben wird.

❹ Den Strudel mit der Nahtseite nach unten in die Form legen, mit dem restlichen Öl bepinseln und im Backofen 45 Minuten backen. Etwa 10 Minuten vor Ende der Garzeit mit der restlichen Quarkmasse bestreichen, so wird er schön saftig.

► **Pro Portion**
2452/587 kJ/kcal • 24 g Eiweiß
18 g Fett • 73 g Kohlenhydrate
14 g Ballaststoffe

Säuerliche Äpfel eignen sich besonders gut zum Backen, da sie viel Eigengeschmack mitbringen. Statt Boskop können Sie auch Cox Orange, Braeburn, Berlepsch oder Tumanga verwenden.

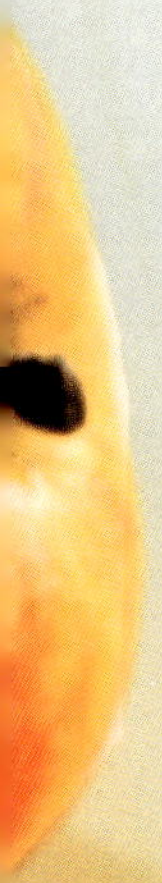

Erdbeer-Roggenmüsli

Für 1 Portion

250 g Erdbeeren	
4 EL Roggenflocken	
125 g Naturjoghurt (1,5 % Fett)	

Zubereitungszeit 10 Minuten

❶ Erdbeeren waschen, putzen und bis auf 1 Beere alle halbieren.

❷ Roggenflocken über die Erdbeeren streuen. Den Joghurt darüber geben. Mit der Erdbeere garnieren.

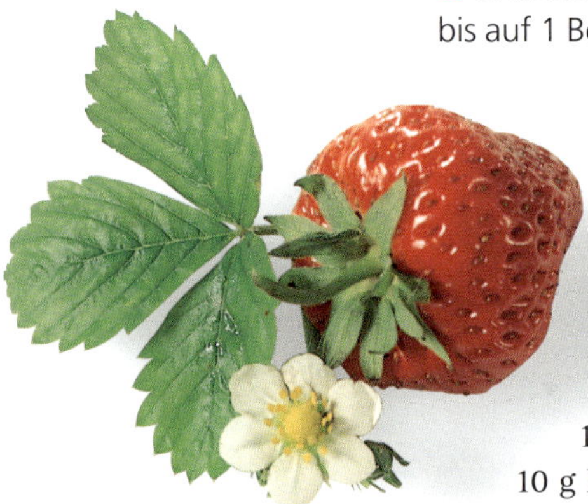

► **Pro Portion**
1133/271 kJ/kcal
10 g Eiweiß • 4 g Fett
44 g Kohlenhydrate
11 g Ballaststoffe

► **Getränk**
Brombeerblättertee

Roggenmüsli mit Mango

Für 1 Portion

150 g Mango	
4 EL Roggenflocken	
100 ml Brombeersaft (Muttersaft)	
1 EL Ahornsirup	

Zubereitungszeit 10 Minuten

❶ Mango waschen, schälen, Kern entfernen. Fruchtfleisch würfeln.

❷ Roggenflocken in eine Müslischale geben. Mango darauf verteilen. Mit Brombeersaft begießen und mit Ahornsirup süßen.

► **Pro Portion**
1250/299 kJ/kcal • 6 g Eiweiß
2 g Fett • 61 g Kohlenhydrate
9 g Ballaststoffe

► **Getränk**
Zitronenmelissentee

TIPP

Statt mit Mango oder Erdbeeren können Sie Roggenmüsli auch mit Birnen zubereiten.

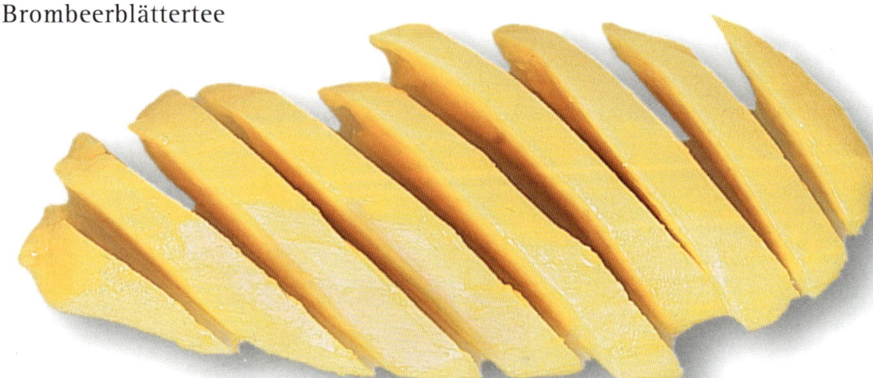

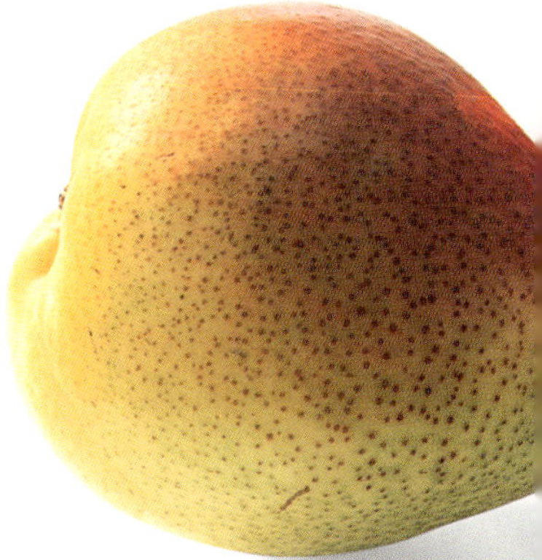

Aprikosen-Gerstenbrei

Für 1 Portion

200 g Aprikosen
5 EL Gerstenflocken
1 EL Sahne
1 EL Ahornsirup

Zubereitungszeit 10 Minuten

❶ Aprikosen waschen, putzen und entsteinen. Das Fruchtfleisch klein würfeln.

❷ Etwa 200 Milliliter Wasser aufkochen. Gerstenflocken einstreuen, die Aprikosenstücke zufügen und alles unter Rühren kurz aufkochen lassen. Den Brei von der Kochstelle nehmen und 5 bis 10 Minuten nachquellen lassen.

❸ Die Sahne unterrühren. Nach Geschmack mit Ahornsirup süßen.

► **Pro Portion**
1392/333 kJ/kcal
7 g Eiweiß • 4 g Fett
61 g Kohlenhydrate
9 g Ballaststoffe

► **Getränk**
Apfelschalentee

Cremiger Birnenquark

Für 1 Portion

150 g Birne
250 g Quark (40 % Fett)
1 EL Ahornsirup

Zubereitungszeit 15 Minuten

❶ Birne waschen, putzen, vierteln, das Kerngehäuse entfernen. Das Fruchtfleisch in 200 Millilitern Wasser blanchieren. Sud aufbewahren.

❷ Den Quark mit dem Sud verrühren und mit Ahornsirup süßen. Die Birnenviertel untermengen.

► **Pro Portion**
2258/540 kJ/kcal
22 g Eiweiß • 33 g Fett
32 g Kohlenhydrate
4 g Ballaststoffe

► **Getränk:**
Hagebuttentee

Birnen sollten erst unmittelbar vor dem Verzehr zubereitet werden, da sich ihr helles Fruchtfleisch an der Luft dunkel verfärbt – wie es auch bei Äpfeln passiert.

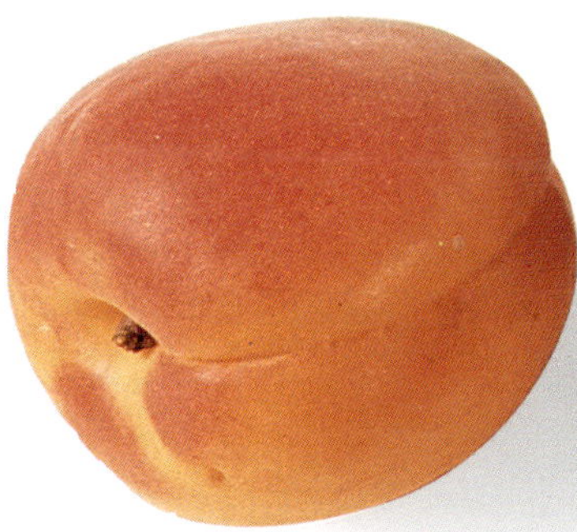

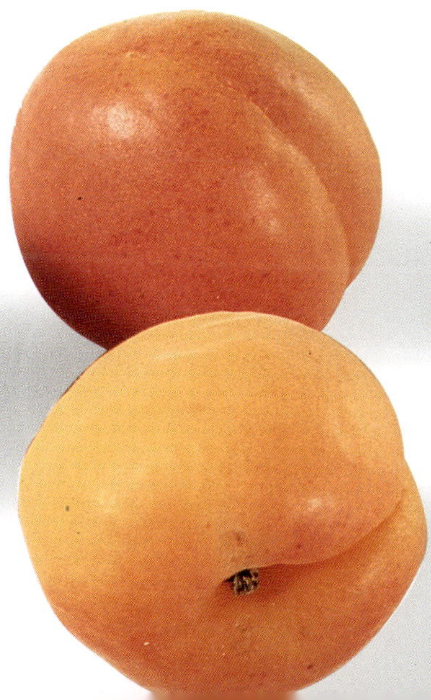

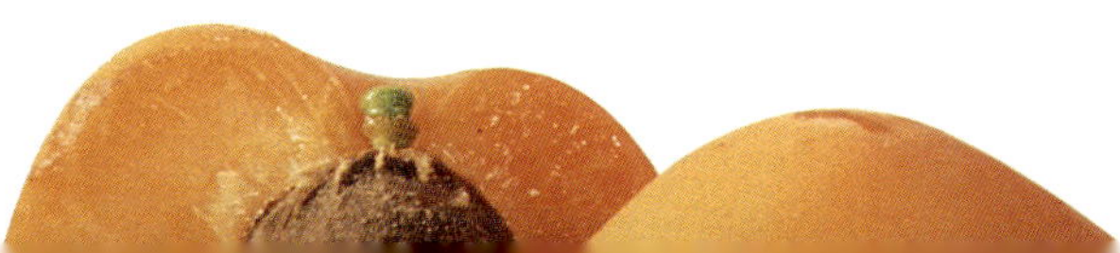

Sonntagsbrunch

Frisches Obst ist ein beliebter Bestandteil von Frühstückbrunches. Kiwis, Erdbeeren und Melonen sorgen für jede Menge gesunden Genuss und mit ihren schönen Farben für optische Anreize.

Für 1 Portion

- 100 g Chicorée
- 100 g Frischkäse (20 % Fett)
- 1/2 Melone (Netz-/Honigmelone)
- 2 Kiwis
- 100 g Erdbeeren
- 4 EL Roggenflocken
- 200 ml Milch
- 1 TL Kakaopulver
- 1 EL Schlagsahne

Zubereitungszeit 20 Minuten

❶ Den Chicorée putzen, dabei mit einem kegelförmigen Schnitt den bitteren Strunk entfernen. Die Blätter waschen, trockenschleudern und auf einem Teller sternförmig anrichten. Den Käse darauf geben.

❷ Von der Melonenhälfte die Kerne entfernen und das Fruchtfleisch mit einem Kugelausstecher so ausstechen, dass die Schale unversehrt bleibt. Die Kiwis schälen und das Fruchtfleisch in Scheiben schneiden. Die Erdbeeren waschen, putzen und große Exemplare halbieren. Melonenkugeln, Kiwischeiben und Erdbeeren in die ausgehöhlte Melonenschale füllen.

❸ Die Roggenflocken je nach Geschmack über das Obst streuen oder separat dazu servieren.

❹ Die Milch erwärmen. Das Kakaopulver darin auflösen. Die Sahne steif schlagen und auf die heiße Schokolade geben.

► **Pro Portion**

2726/652 kJ/kcal • 31 g Eiweiß
15 g Fett • 86 g Kohlenhydrate
18 g Ballaststoffe

► **Getränk**

Statt der heißen Schokolade passt auch Brombeerblättertee dazu.

TIPP

Sonntags sollten Sie sich etwas mehr Zeit zum Frühstück nehmen. Bei mehreren Personen einfach die angegebenen Zutaten mit der Personenzahl multiplizieren. Sie dürfen alles, was Sie zum Brunch noch mögen, aus der Tabelle des ersten Tages aussuchen und ergänzen.

Diese fruchtige Erfrischung aus Obst und Milchprodukten eignet sich ideal als Frühstück, zum Mitnehmen und schmeckt am Arbeitsplatz oder in der Schule (Seite 45).

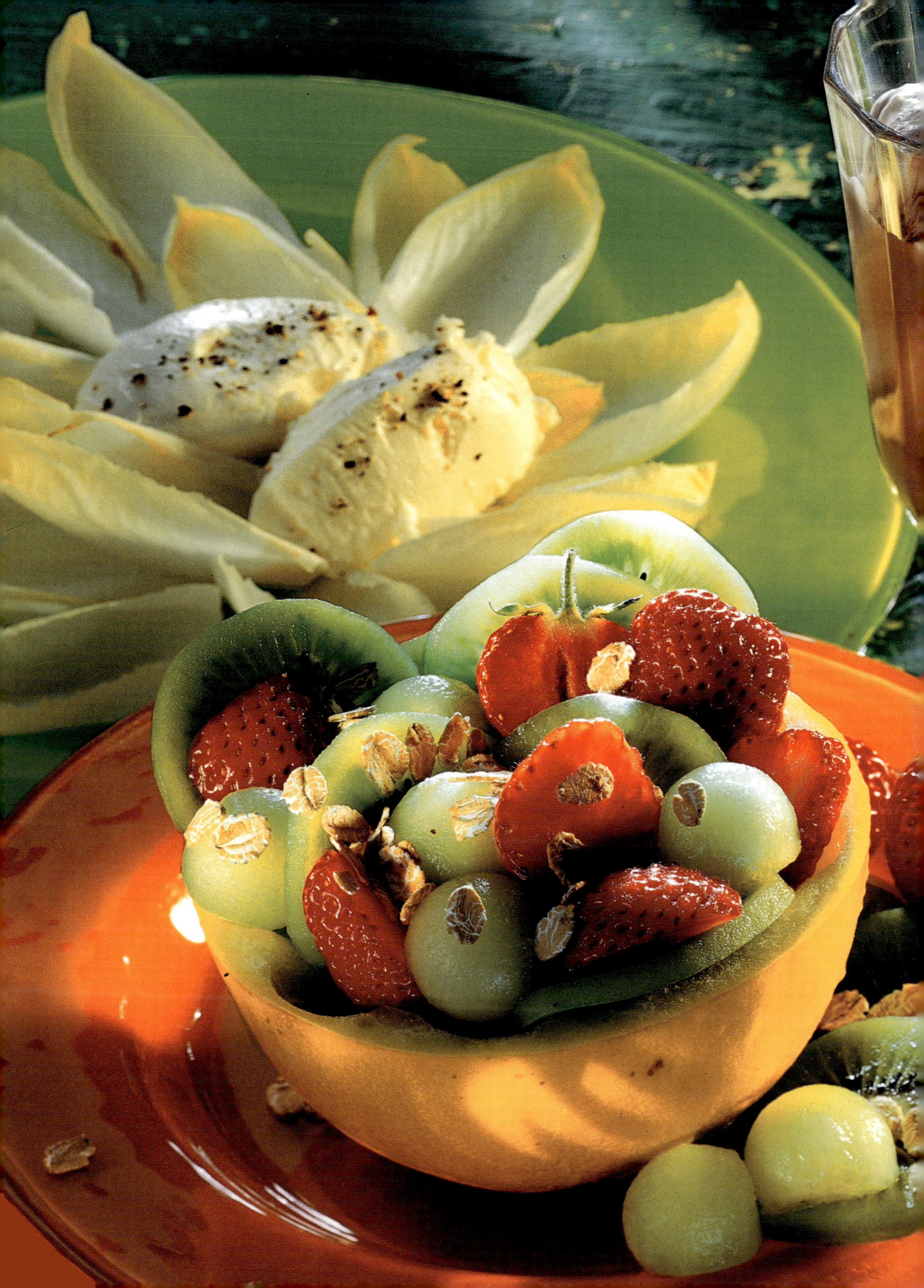

Weizenmüsli mit Obst

Für 1 Portion

- 2 Kiwis
- 100 g Erdbeeren
- 5 EL Weizenflocken
- 200 ml Milch
- 1 EL Ahornsirup

Zubereitungszeit 10 Minuten

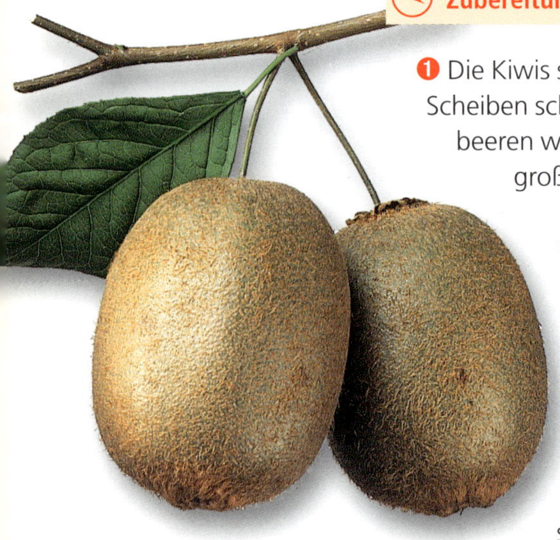

❶ Die Kiwis schälen und in Scheiben schneiden. Die Erdbeeren waschen, putzen, große Früchte halbieren.

❷ Das Obst in eine Müslischale geben. Die Weizenflocken darüber streuen und die Milch zugießen. Nach Geschmack mit Ahornsirup süßen.

Anfang dieses Jahrhunderts gelangten die ersten Kiwis von China nach Neuseeland, wo sie mit großen Erfolgen gezüchtet wurde.

► **Pro Portion**
2036/487 kJ/kcal • 14 g Eiweiß
10 g Fett • 77 g Kohlenhydrate
11 g Ballaststoffe

► **Getränk**
Zitronenmelissentee

Aprikosenquark

Für 1 Portion

- 250 g reife Aprikosen
- 150 g Magerquark
- 100 g Sahne
- Ahornsirup nach Geschmack

Zubereitungszeit 15 Minuten

❶ Die Aprikosen waschen, putzen, halbieren und entsteinen. 2 Aprikosenhälften längs in Streifen schneiden und als Garnitur beiseite legen. Das Fruchtfleisch der restlichen Aprikosen in einem Mixer cremig pürieren.

❷ Den Quark mit einem Schneebesen glatt rühren und das Fruchtpüree unterziehen. Die Sahne steif schlagen und unter die Quarkmasse heben. Nach Geschmack mit Ahornsirup würzen.

❸ Den Aprikosenquark in einem Schälchen anrichten und mit den Aprikosenstreifen garnieren.

► **Pro Portion**
2291/548 kJ/kcal • 24 g Eiweiß
32 g Fett • 33 g Kohlenhydrate
5 g Ballaststoffe

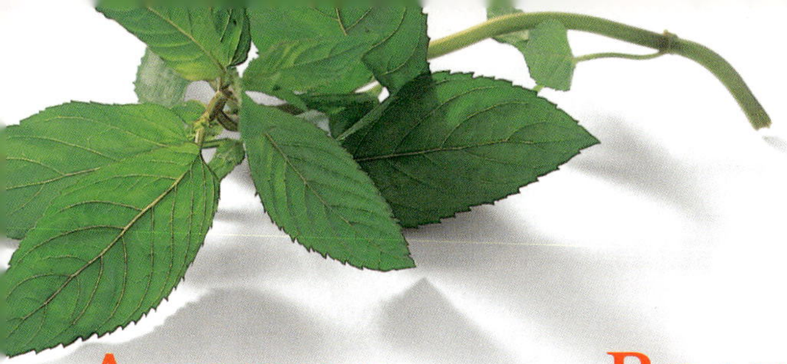

Apfeleis

Für 1 Portion

- 200 g Äpfel
- 100 g Sahne
- 2 EL Ahornsirup
- 1 Zweig Zitronenmelisse

Zubereitungszeit 10 Minuten ohne Gefrieren

❶ Die Äpfel waschen, Kerngehäuse ausstechen und das Fruchtfleisch ungeschält sehr fein reiben.

❷ Apfelraspel mit Sahne und Sirup verrühren. Die Masse in der Tiefkühltruhe unter gelegentlichem Rühren gefrieren lassen oder in einer Eismaschine zu Eis verarbeiten.

❸ Minze waschen und ganz fein hacken. Aus dem Eis Kugeln abstechen und mit der Minze anrichten.

► **Pro Portion**
1944/465 kJ/kcal
3 g Eiweiß • 32 g Fett
38 g Kohlenhydrate
5 g Ballaststoffe

Bratapfel

Für 1 Portion

- 1 mittelgroßer Apfel
- 3 EL fein gemahlene Mandeln
- 1 EL Butter
- 1 EL Ahornsirup
- 2 EL Sahne

Zubereitungszeit 40 Minuten

❶ Backofen auf 180 °C (Umluft 160 °C, Gas Stufe 2–3) vorheizen. Apfel waschen und Kerngehäuse ausstechen. Den Apfel in eine feuerfeste Form setzen. Den größten Teil der Mandeln in die Aushöhlung füllen und über den Apfel streuen. Die Butter in Flöckchen auflegen.

❷ Apfel im Backofen etwa 25 Minuten garen. In der Mikrowelle ist er in etwa 4 Minuten fertig. Gegen Ende der Garzeit Sirup überträufeln. Sahne steif schlagen. Bratapfel mit Schlagsahne und den restlichen Mandeln garnieren.

► **Pro Portion**
2057/492kJ/kcal
7 g Eiweiß • 36 g Fett
31 g Kohlenhydrate
8 g Ballaststoffe

TIPP

Für ein Fruchteis können Sie auch Himbeeren oder Erdbeeren verwenden. Wenn Sie es in der Tiefkühltruhe gefrieren lassen wollen, bereiten Sie es am besten schon am Vorabend zu, damit es auch gut gelingt.

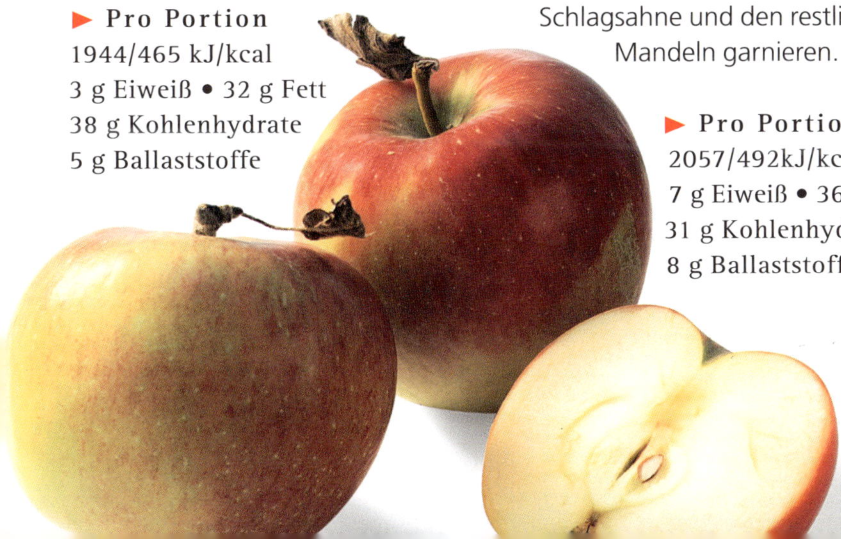

HAUPTMAHLZEITEN

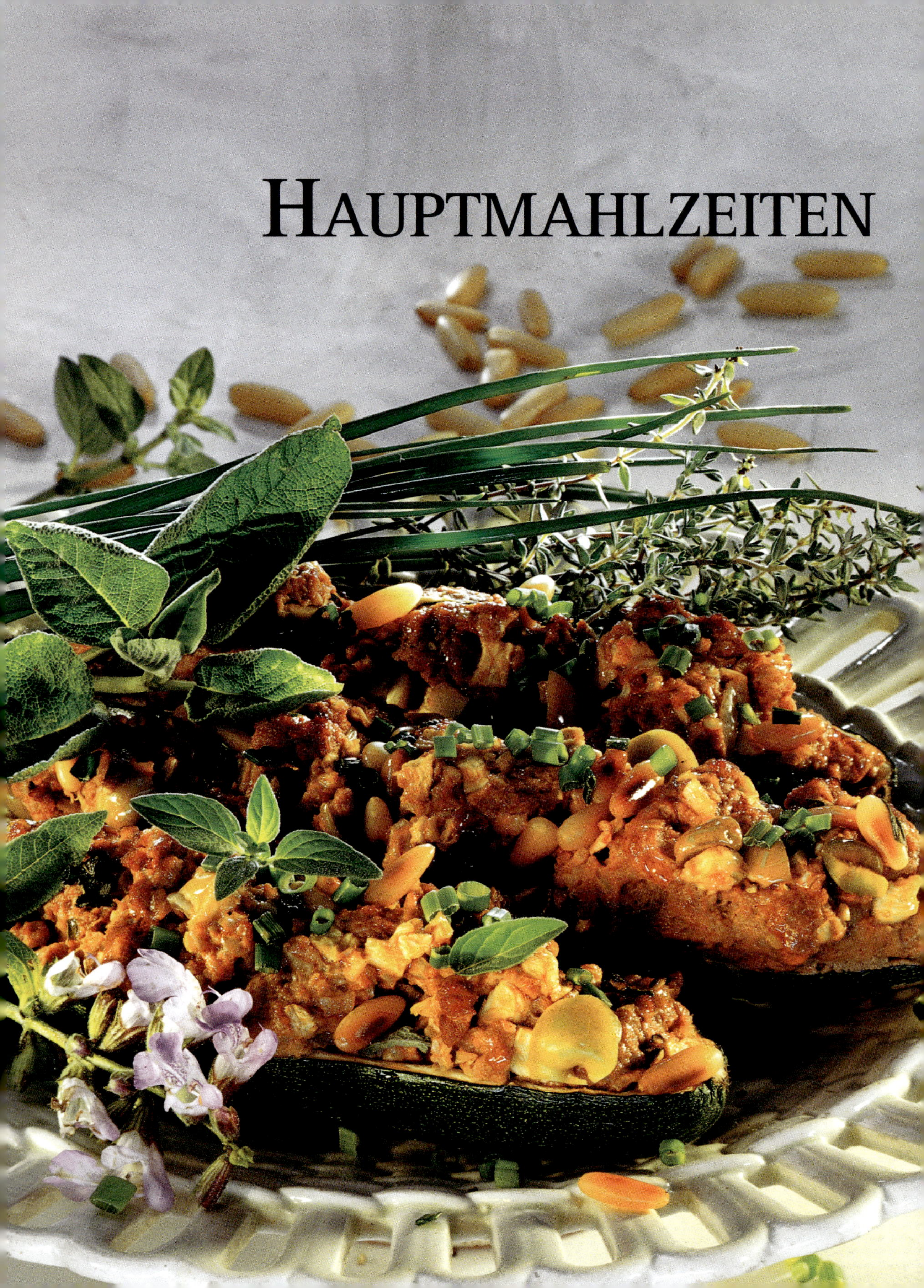

Gefüllte Zucchini

Für 1 Portion
- 2 mittelgroße Zucchini
- 1 kleine Schalotte oder Zwiebel
- 5 grüne Oliven
- etwas Schnittlauch
- 100 g Rindertatar
- Salz
- Salbei
- 50 g Pinienkerne

Zubereitungszeit 30 Minuten

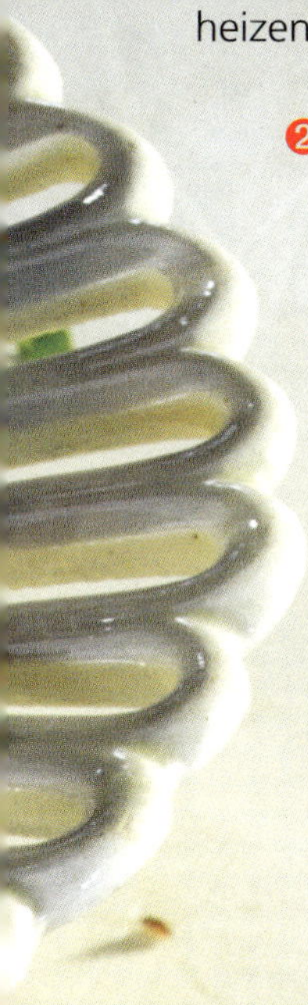

1. Backofen auf 200 °C (Umluft 180 °C, Gas Stufe 3–4) vorheizen.

2. Die Zucchini waschen, putzen und längs halbieren. Das Fruchtfleisch mit einem Löffel aushöhlen und klein schneiden. Die Schalotte oder Zwiebel abziehen und fein würfeln. Die Oliven entsteinen und das Fruchtfleisch in kleine Stücke schneiden. Schnittlauch waschen, trockentupfen und in Röllchen schneiden.

3. Das Rindertatar leicht salzen und mit den Zwiebelwürfeln, dem Zucchinifleisch und den Olivenstücken vermengen. Die Mischung nach Belieben mit Schnittlauch und Salbei würzen.

4. Die Zucchinihälften in eine feuerfeste Form legen und mit der Hackfleischmischung füllen. Die Zucchini im Backofen 20 Minuten backen. 5 Minuten vor Ende der Backzeit mit Pinienkernen bestreuen.

► Pro Portion
2445/585 kJ/kcal • 42 g Eiweiß
32 g Fett • 24 g Kohlenhydrate
6 g Ballaststoffe

Zucchini gehören zur botanischen Familie der Kürbisgewächse und heißen auf Deutsch Gemüsekürbisse oder Gurkenkürbisse. Unter der vom italienischen Wort für Kürbis »zucca« abgeleiteten Verkleinerungsform »zucchino« sind sie bei uns aber bekannt geworden. Im Rahmen der Immundiät können Sie statt Zucchini auch andere Kürbisse verwenden.

Roastbeef mit Chicorée oder Endivie

Mit seinem leicht bitteren Geschmack eignet sich Chicorée gut als Appetitanreger. Es sind die zarten Sprosse von Zichorienrüben, die, unter Erdwallen verdeckt, im Dunkeln zu zarten Knospen auswachsen.

Für 1 Portion

- 100 g Chicorée oder Endivie
- 150 g Roastbeef
- Meersalz
- 100 g saure Sahne
- Schnittlauch

Zubereitungszeit 15 Minuten

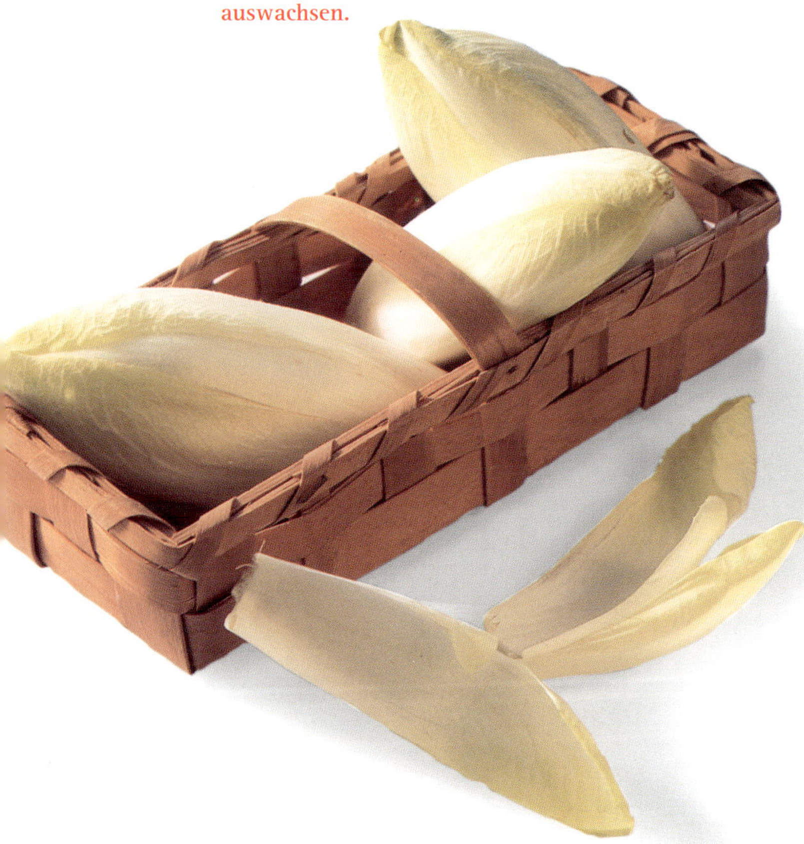

1. Chicorée oder Endivie putzen, dabei vom Chicorée mit einem kegelförmigen Schnitt den bitteren Strunk entfernen. Die Chicorée- oder Endivienblätter waschen, trockenschleudern und in schmale Streifen schneiden. Das Roastbeef in ganz dünne Scheiben schneiden.

2. Die Salatstreifen in der Mitte des Tellers anrichten. Darum die Roastbeefscheiben legen. Leicht salzen.

3. Die saure Sahne in der Mitte auf den Salat geben. Den Schnittlauch waschen, trockenschleudern, in feine Röllchen schneiden und auf das Gericht streuen.

► Pro Portion
2241/536 kJ/kcal • 32 g Eiweiß
38 g Fett • 9 g Kohlenhydrate
3 g Ballaststoffe

TIPP

Lassen Sie sich das Roastbeef am besten gleich vom Metzger hauchdünn schneiden.

Bündnerfleisch mit Melone und Erdbeeren

Für 1 Portion
100 g Bündnerfleisch
1/2 Honigmelone
250 g Erdbeeren

Zubereitungszeit 15 Minuten

❶ Das Bündnerfleisch mit einem sehr scharfen Messer in hauchdünne Scheiben schneiden. Am besten geht das, wenn das Fleisch vorher ganz kurz in der Tiefkühltruhe leicht angefroren wurde. Das Messer sollte auch sehr kalt sein.

❷ Die Melone in dünne Spalten schneiden und das Fruchtfleisch von der Schale lösen.

❸ Die Erdbeeren waschen, putzen und die Früchte halbieren.

❹ Die Melonenspalten auf einem Teller dekorativ anrichten. Die Fleischscheiben zwischen den Melonenspalten platzieren und mit den Erdbeeren garnieren.

► **Pro Portion**
3098/741 kJ/kcal • 63 g Eiweiß
33 g Fett • 33 g Kohlenhydrate
8 g Ballaststoffe

Bündnerfleisch ist eine Spezialität aus der Schweiz. Sie besteht aus leicht gepökeltem, stark luftgetrocknetem Rindfleisch, meist aus der Oberschale, das hauchdünn geschnitten oder, noch besser, gehobelt wird. Die italienische Variante ist unter dem Namen Bresaola bekannt. Es ist Rinderschinken von allerbester Qualität.

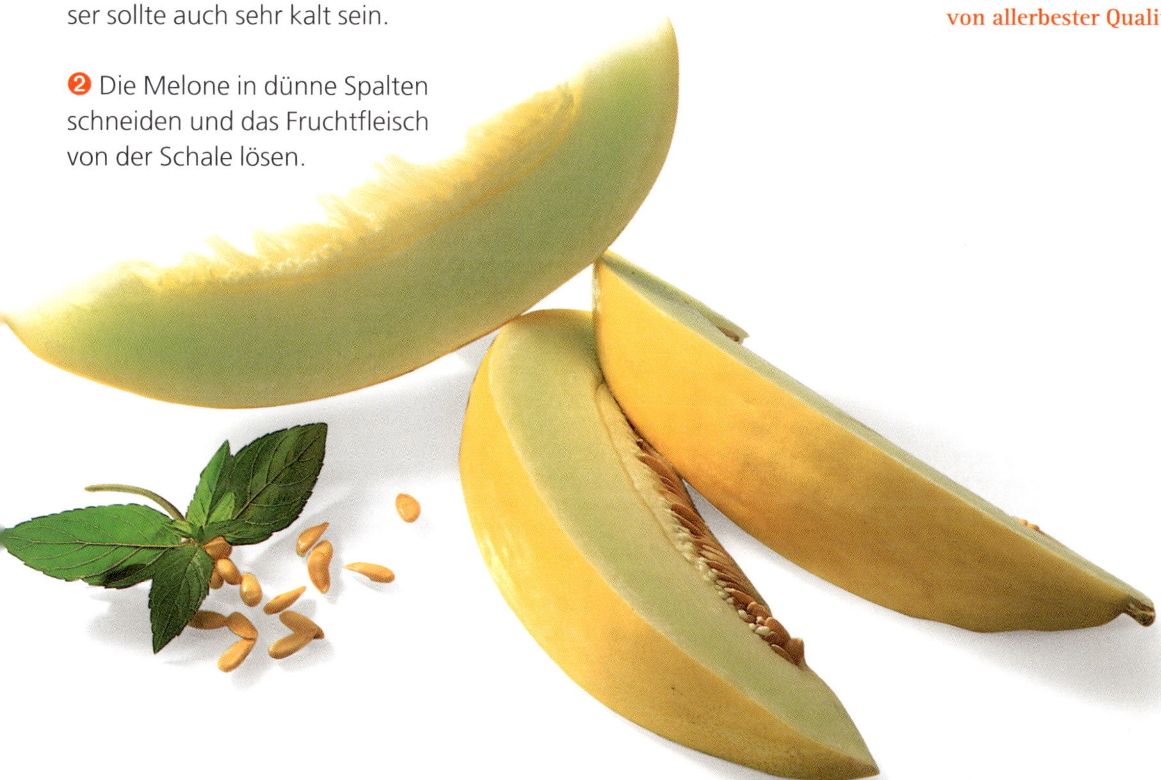

Chicoréesalat mit Früchten und Frischkäse

Leider ist die Saison für frische Himbeeren und Brombeeren nur sehr kurz, doch die Früchte lassen sich bestens einfrieren. Dafür die reifen Beeren verlesen, vorsichtig waschen und auf Küchenkrepp abtropfen lassen. Flach auf einem Tablett ausbreiten und in der Tiefkühltruhe drei bis vier Stunden vorfrieren. Dann in Beutel oder Gefrierdosen füllen und für Monate einfrieren.

Für 1 Portion
200 g Chicorée
100 g Himbeeren
100 g Brombeeren
100 g Frischkäse, mager
2 EL Himbeeressig
1 EL Olivenöl

Zubereitungszeit 15 Minuten

❶ Den Chicorée putzen, dabei mit einem kegelförmigen Schnitt den bitteren Strunk entfernen. Die Blätter waschen und kurz trockenschleudern.

❷ Die Himbeeren und Brombeeren waschen, abtropfen lassen und mit Küchenkrepp abtupfen.

❸ Die Chicoréeblätter auf einem Teller fächerförmig auslegen. Die Beeren darauf verteilen.

❹ Den Frischkäse zerteilen und über den Salat streuen.

❺ Den Essig und das Öl miteinander verrühren. Die Marinade über die mit Beeren belegten Chicoréeblätter träufeln.

Diese frisch-fruchtige Kreation ist nicht nur optisch eine Augenweide, sie schmeckt auch so köstlich wie sie aussieht ***(Seite 53).***

► **Pro Portion**

1229/294 kJ/kcal • 18 g Eiweiß
13 g Fett • 21 g Kohlenhydrate
13 g Ballaststoffe

TIPP

Dieses Gericht können Sie an heißen Sommertagen servieren, wenn Ihnen der Sinn nach einem erfrischenden Imbiss steht. Chicorée kann warm und kalt zubereitet werden. Kalt lässt er sich bestens mit frischen Beeren kombinieren. Außer mit Himbeeren und Brombeeren können Sie dieses Rezept auch mit Äpfeln, Birnen, Erdbeeren, Aprikosen, Kiwis, Mangos oder Melonen aller Art zubereiten. Zum Würzen kann dann auch Apfelessig oder Apfelweinessig bzw. Kürbiskernöl verwendet werden. Statt Chicorée kann man entsprechend der großen Übersichtstabelle auf Seite 32 auch Gurken, Endivien, Eichblatt- oder Bataviasalat zubereiten.

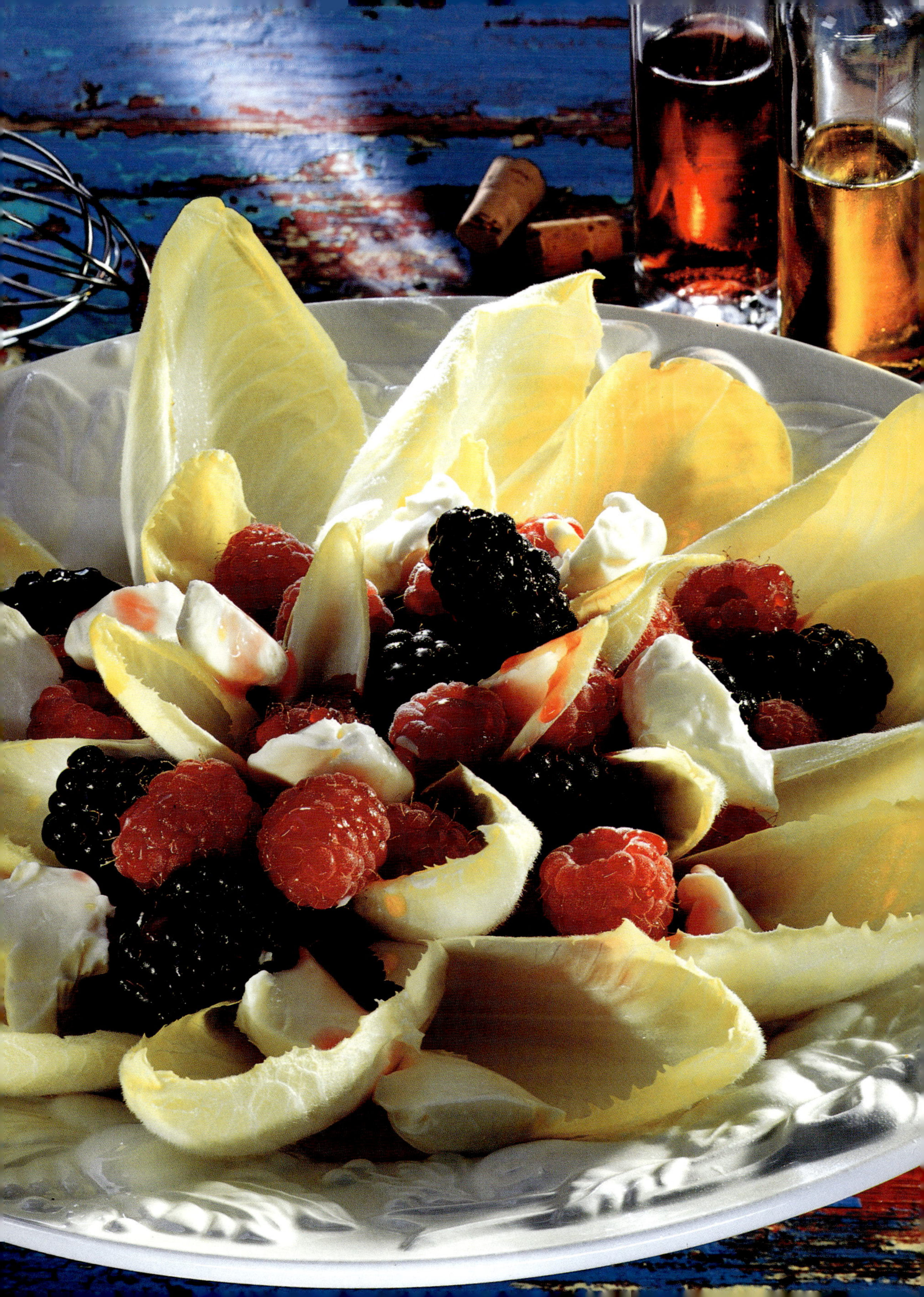

Sardinen auf Gemüsebett

Sardinen sind kleine heringsartige Meeresfische, die im ausgewachsenen Zustand Pilchard genannt werden. Ihr würziges, relativ fettreiches Fleisch eignet sich bestens zum Grillen oder Überbacken.

Für 1 Portion

- **4 frische Sardinen**
- **1/2 Kopf Bataviasalat**
- **1 Gemüsezwiebel**
- **1 kleiner Zucchino**
- **etwas Schnittlauch**
- **3 EL Olivenöl**
- **Salz**

Zubereitungszeit 75 Minuten

❶ Die Sardinen am Rücken aufschneiden, ausnehmen und die Gräten entfernen. Die Fische unter fließendem kaltem Wasser abspülen und trockentupfen.

❷ Salat waschen, putzen, trockenschleudern. Zwiebel abziehen, den Zucchino waschen, putzen und beides in dünne Scheiben schneiden. Schnittlauch waschen, trockenschleudern, in Röllchen schneiden.

❸ Backofen auf 180 °C (Umluft 160 °C, Gas Stufe 2–3) vorheizen. Eine feuerfeste Form mit wenig Öl fetten. Salatblätter, Zwiebel- und Zucchinischeiben einlegen. Leicht salzen und mit Schnittlauchröllchen bestreuen. Sardinen auflegen und mit etwas Olivenöl einpinseln. Im Backofen etwa 1 Stunde garen.

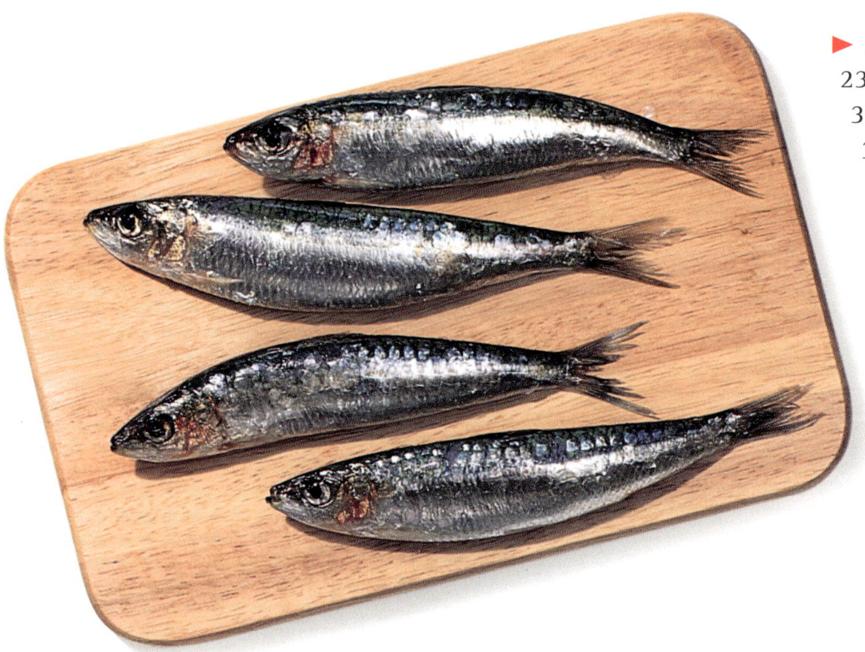

► Pro Portion
2375/567 kJ/kcal
39 g Eiweiß
35 g Fett
16 g Kohlenhydrate
8 g Ballaststoffe

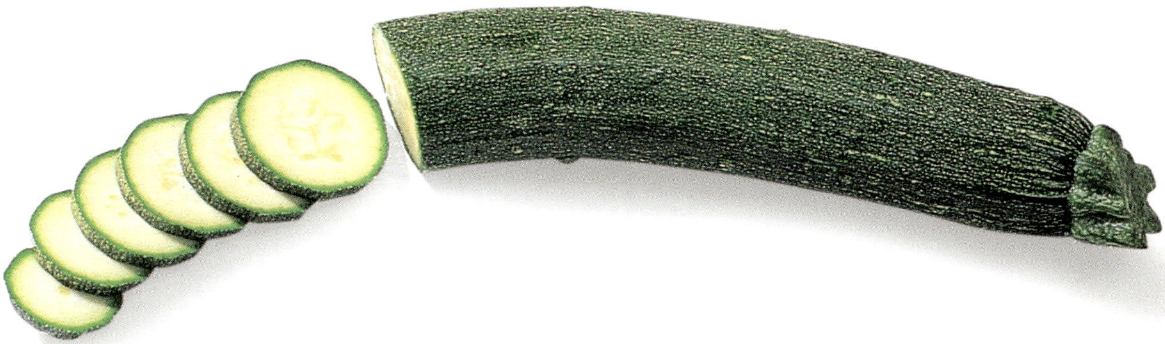

Kalbsgeschnetzeltes mit Zucchini

Für 1 Portion
250 g Zucchini
Salz
250 g Kalbsfilet
1 EL Olivenöl
Salbei
10 g Kürbiskerne

Zubereitungszeit 25 Minuten

❶ Die Zucchini waschen, putzen und in dünne Scheiben schneiden. Etwas Salzwasser zum Kochen bringen und die Zucchinischeiben darin in etwa 15 Minuten gar dünsten.

❷ Inzwischen das Filet in schmale, kurze Streifen schneiden. Das Öl erhitzen und das Fleisch darin unter Wenden von allen Seiten scharf anbraten. Mit Salz und Salbei würzen.

❸ Das Kalbsgeschnetzelte auf einen Teller geben und mit dem Zucchinigemüse anrichten. Die Kürbiskerne über das Gemüse streuen.

► **Pro Portion**
2153/515 kJ/kcal
59 g Eiweiß
23 g Fett
7 g Kohlenhydrate
3 g Ballaststoffe

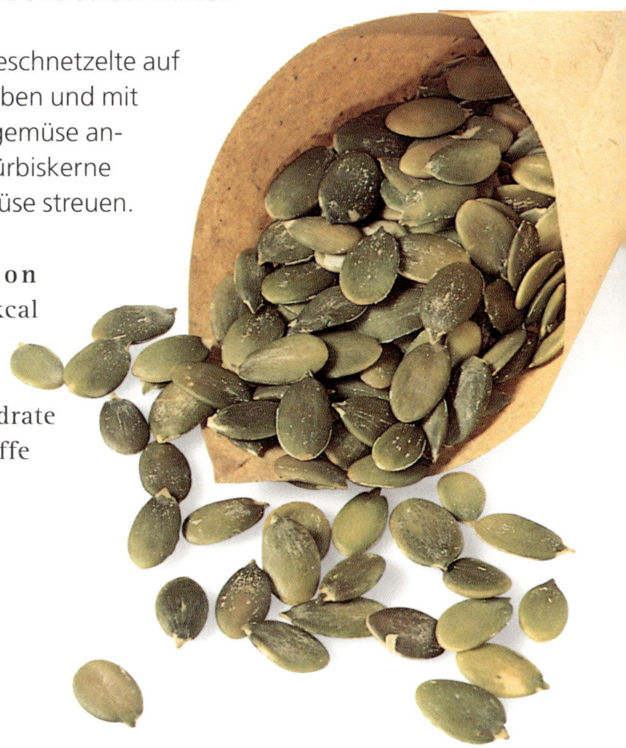

Salbei-Kalbsfilet mit Chicoréegratin

Mit seinem intensiven Aroma ist Salbei ein beliebtes Gewürz für Kalbfleisch. Seinen Duft entwickelt es am besten beim Anbraten in etwas Fett. Dabei spielt es keine Rolle, ob das aus dem Mittelmeerraum stammende Kraut frisch oder getrocknet verwendet wird.

Für 1 Portion

200 g Chicorée
2 EL geriebener Parmesan
150 g Kalbsfilet
Meersalz
getrockneter Salbei
1 EL Olivenöl

Zubereitungszeit 25 Minuten

❶ Den Backofen auf 200 °C (Umluft 180 °C, Gas Stufe 3–4) vorheizen.

❷ Den Chicorée putzen, dabei mit einem kegelförmigen Schnitt den leicht bitteren Strunk entfernen. Die Blätter waschen und trockenschleudern. Wenig Wasser erhitzen und die Chicoréeblätter darin im offenen Topf bei mittlerer Hitze kurz dünsten.

❸ Für das Gratin die Chicoréeblätter in eine feuerfeste Form legen und mit dem Parmesan bestreuen. Die Form in den Backofen schieben und den Chicorée überbacken, bis der Käse etwas Farbe angenommen hat; das dauert nur wenige Minuten.

❹ In der Zwischenzeit das Kalbsfilet in zwei dünne Scheiben schneiden, falls es noch am Stück ist. Ganz leicht mit Salz würzen und von allen Seiten mit Salbei einreiben.

❺ Das Öl erhitzen und die Fleischscheiben darin von jeder Seite in wenigen Minuten gar braten.

❻ Das Kalbsfilet aus der Pfanne nehmen und auf einen vorgewärmten Teller legen. Zusammen mit dem Chicoréegratin servieren.

► Pro Portion

1605/384 kJ/kcal • 41 g Eiweiß
19 g Fett • 4 g Kohlenhydrate
3 g Ballaststoffe

► Variante

Zum Kalbsfilet kann man auch einen milden Zucchinisalat mit leichtem Joghurtdressing reichen. Dazu 2 Zucchini waschen, putzen und in dünne Scheiben schneiden. 125 Gramm Magerjoghurt, mit 1 Esslöffel Apfelessig und wenig Salz gewürzt, darüber geben. Mit 6 schwarzen Oliven und etwas Schnittlauch garnieren.

Mit diesem Gericht holen Sie sich eine delikate Spezialität der Mittelmeerküche nach Hause und machen damit der ganzen Familie eine Freude (Seite 56).

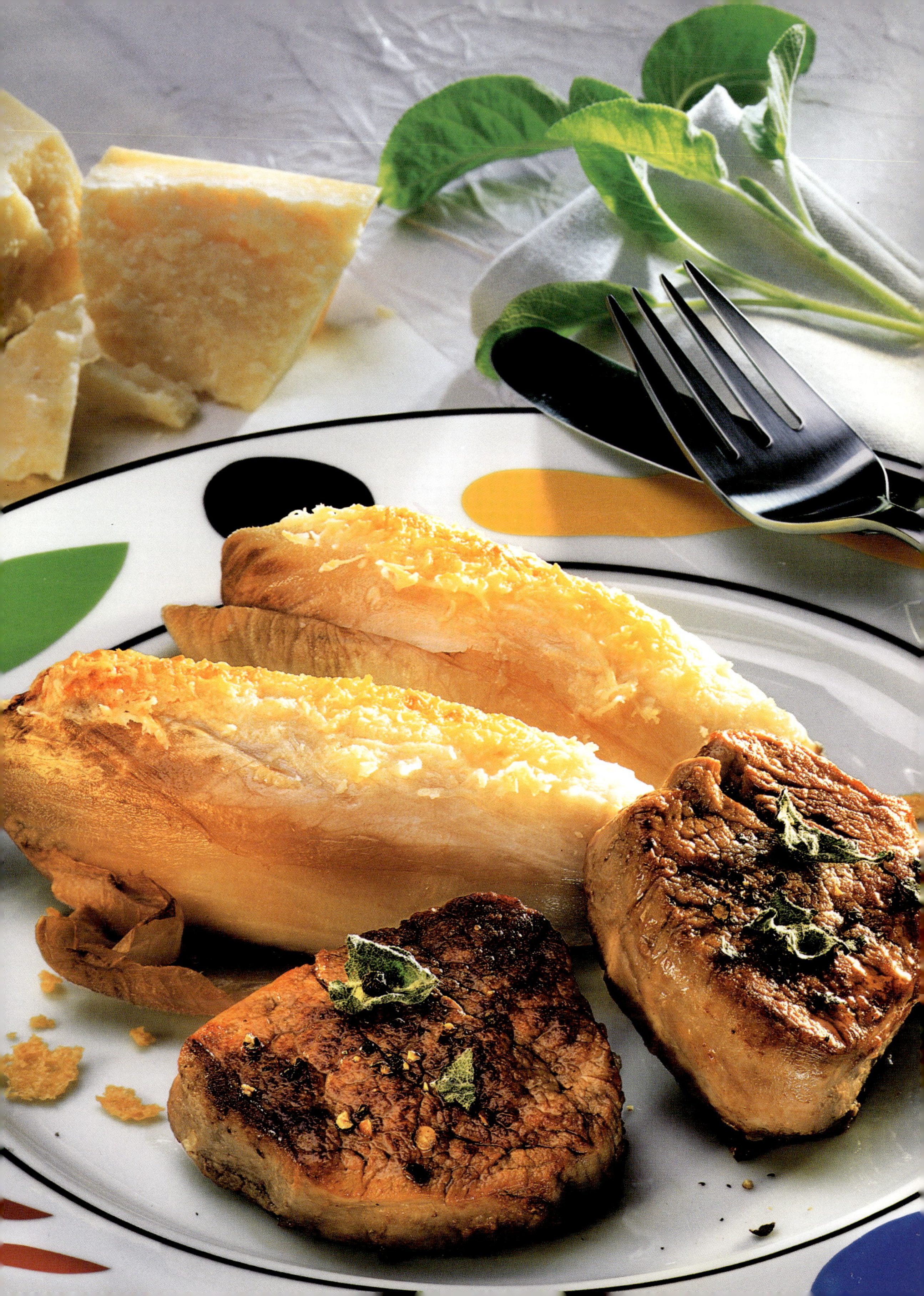

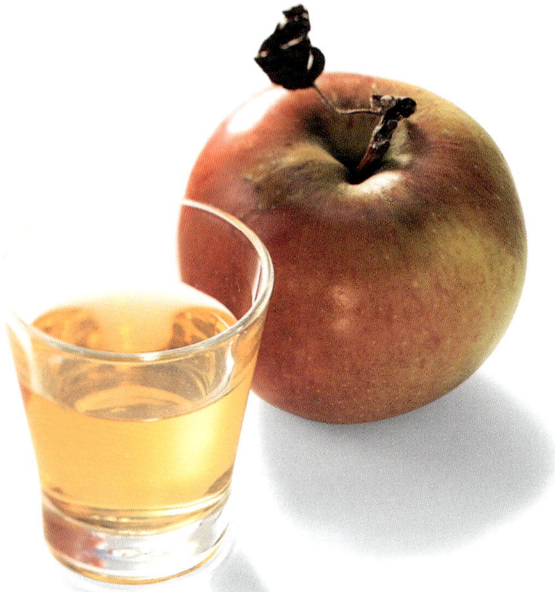

Rinderzunge mit Zucchinirohkost

Wundern Sie sich bei den Zutaten für dieses Rezept nicht über das Wort »zucchino«. Es bezeichnet nur eine einzige jener Früchte, die wir meist in der Mehrzahl benennen: Zucchini. Der Grund: In der italienischen Sprache enden Wörter des männlichen Geschlechts im Singular auf »o«, während der Plural auf »i« endet.

Für 1 Portion

1 mittelgroßer Zucchino
Salz
200 g gekochte Rinderzunge
2 EL Apfelessig
1 EL Olivenöl
1 Bund Schnittlauch

Zubereitungszeit 15 Minuten

❶ Den Zucchino waschen, kurz trockentupfen, putzen und mit der Schale raspeln. Leicht salzen.

❷ Die Rinderzunge in dünne Scheiben schneiden und fächerförmig auf einen Teller legen. Die Zucchiniraspel in die Mitte setzen.

❸ Den Essig und das Öl miteinander verrühren und über die Zucchiniraspel träufeln. Den Schnittlauch waschen, trockenschleudern, in feine Röllchen schneiden und über das Gemüse streuen.

► **Pro Portion**
2445/585 kJ/kcal • 35 g Eiweiß
43 g Fett • 5 g Kohlenhydrate
2 g Ballaststoffe

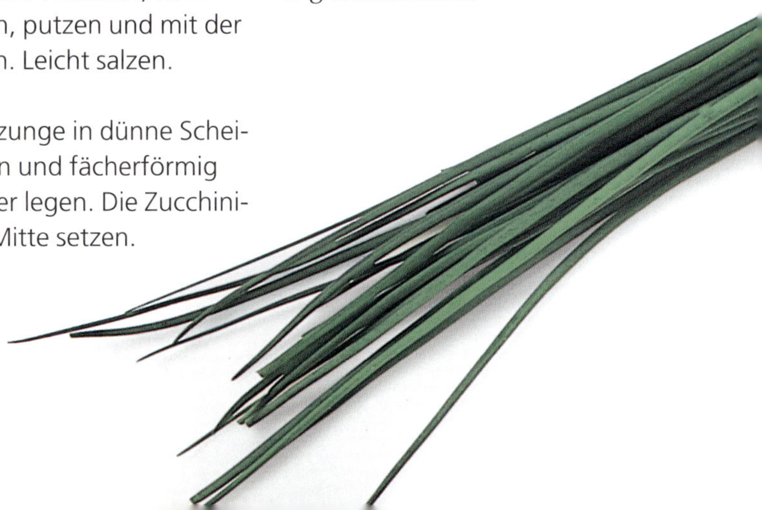

Gerstenauflauf mit Gemüse

Für 1 Portion
200 g grober Gerstenschrot
Meersalz
1 EL Butter
1 Zwiebel
1 kleiner Zucchino
1 Bund Schnittlauch

Zubereitungszeit 75 Minuten

❶ Schrot, wenig Salz und 1/2 Liter Wasser aufkochen, dabei öfter umrühren. Den Brei bei schwacher Hitze zugedeckt 30 Minuten garen.

❷ Backofen auf 200 °C (Umluft 180 °C, Gas Stufe 3–4) vorheizen. Eine Auflaufform mit Butter fetten.

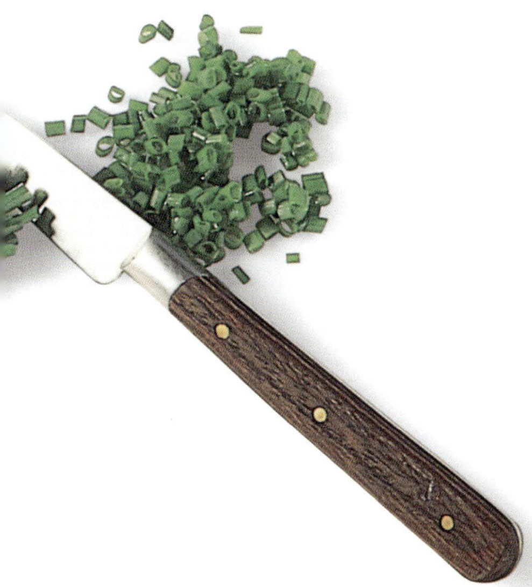

❸ Zwiebel abziehen und fein würfeln. Zucchino waschen, putzen und mit der Schale raspeln. Schnittlauch waschen, trockenschleudern und in feine Röllchen schneiden.

❹ Überschüssiges Wasser vom Brei abgießen. Zwiebelwürfel, Zucchiniraspel und Schnittlauchröllchen untermengen. Die Masse mit feuchten Händen verkneten; sollte sie zu feucht sein, noch ein paar Gerstenflocken zufügen.

❺ Die Masse in die Form füllen und im Backofen 30 bis 40 Minuten backen.

► **Pro Portion**
3587/858 kJ/kcal
26 g Eiweiß
17 g Fett
138 g Kohlenhydrate
28 g Ballaststoffe

TIPP

Als Faustregel können Sie sich merken: Gerstenschrot setzt man immer mit der 1 1/2fachen Menge Wasser auf.

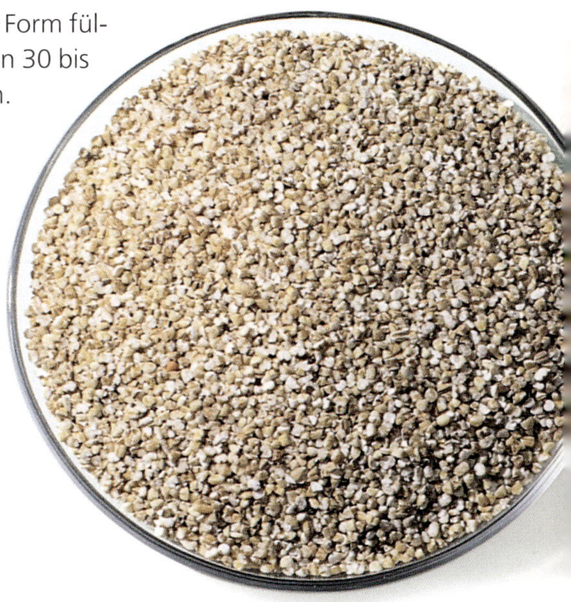

Hartweizenspaghetti mit Zucchini und Oliven

Angelehnt an die italienische Küche werden in diesem Rezept Pasta, Zucchini und Oliven miteinander kombiniert, und auch die Würzung mit Salbei entspricht dieser kulinarischen Richtung. Dabei ist es Geschmackssache, ob man grüne oder schwarze Oliven verwendet, nur sollten sie ohne Steine ins Gericht kommen.

Für 1 Portion

- Salz
- 100 g Hartweizenspaghetti ohne Ei
- 300 g Zucchini
- 6 grüne Oliven
- 1 Prise Salbei

Zubereitungszeit 20 Minuten

❶ Für die Nudeln 1 Liter Salzwasser zum Kochen bringen. Die Spaghetti einlegen, kurz aufkochen lassen und bei schwacher Hitze in 10 bis 15 Minuten al dente garen.

❷ In der Zwischenzeit die Zucchini waschen, putzen und in gleichmäßige Scheiben schneiden. Die Oliven halbieren und entsteinen.

❸ In einem zweiten Topf leicht gesalzenes Wasser zum Kochen bringen, die Zucchinischeiben einlegen und kurz darin blanchieren. Herausnehmen und abtropfen lassen. Die Oliven unter das Gemüse mischen, mit Salbei würzen.

❹ Die Spaghetti abgießen, mit dem Zucchinigemüse anrichten und sofort servieren.

Der Salbei verleiht diesem Gericht seinen typischen mediterranen Geschmack und macht es zu einem kleinen kulinarischen Erlebnis (Seite 61).

► **Pro Portion**
1827/436 kJ/kcal • 15 g Eiweiß
4 g Fett • 78 g Kohlenhydrate
7 g Ballaststoffe

TIPP

Achten Sie darauf, Nudeln ohne Ei zu kaufen, denn Eier sollen in der J.-P.-Immun-Diät erst am Tag 3 gegessen werden. Im Handel gibt es eine fast unüberschaubare Anzahl an Nudeln, die sich jedoch lediglich in der verwendeten Weizenart unterscheiden: Hartweizen hat im Gegensatz zu Weichweizen einen höheren Kleber- und niedrigeren Stärkegehalt. Deshalb können Hartweizennudeln ohne Zugabe von Eiern, die dem Teig Bindung verleihen, hergestellt werden. Ob die Nudeln nun als lange, dünne Spaghetti, dicke Maccheroni, runde Conchiglie, lustige Farfalle oder gewundene Pappardelle geformt werden, ist lediglich eine Frage der Optik. Wählen Sie, was Ihnen gefällt.

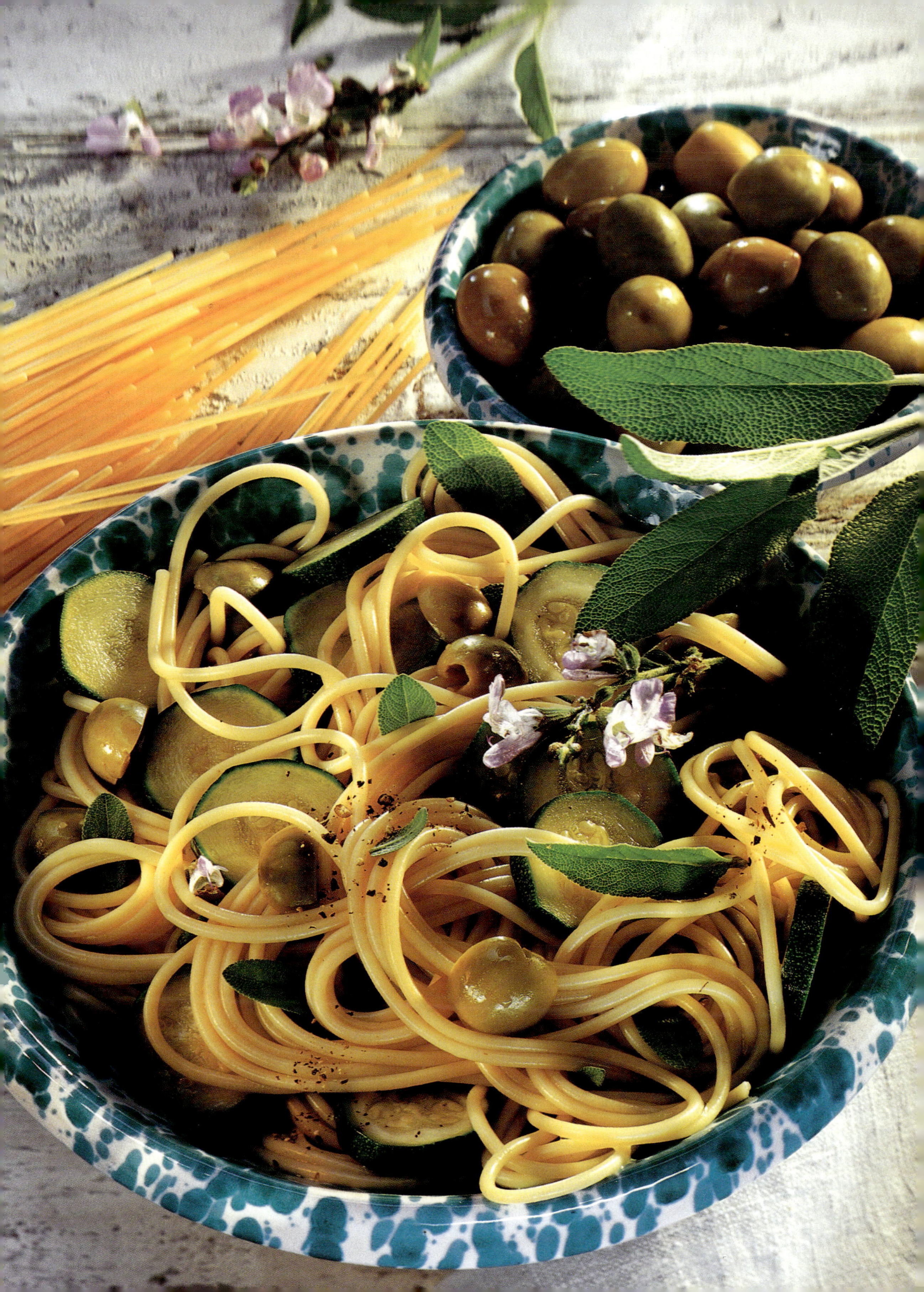

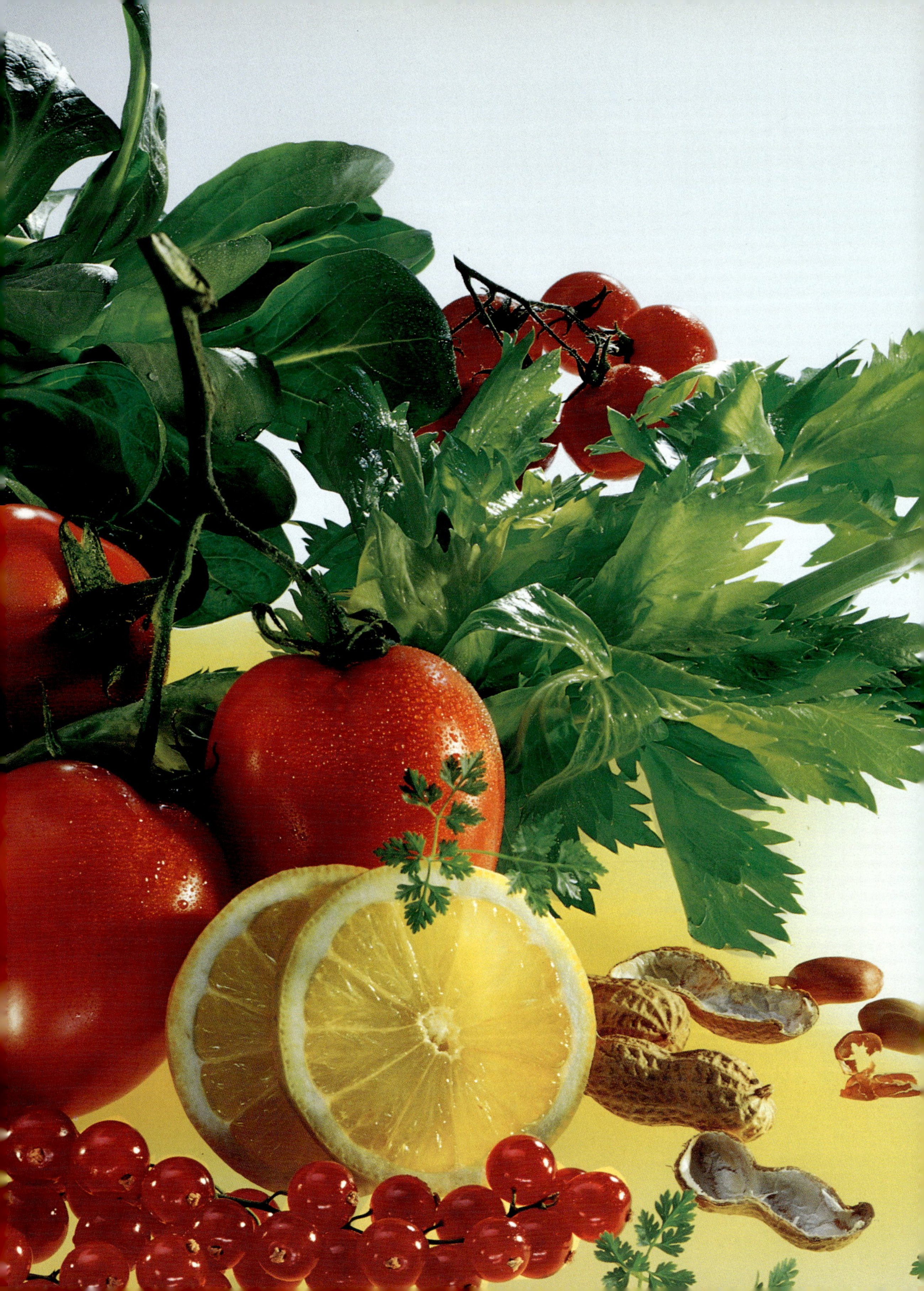

2. Tag

der 4-Tage-Rotation

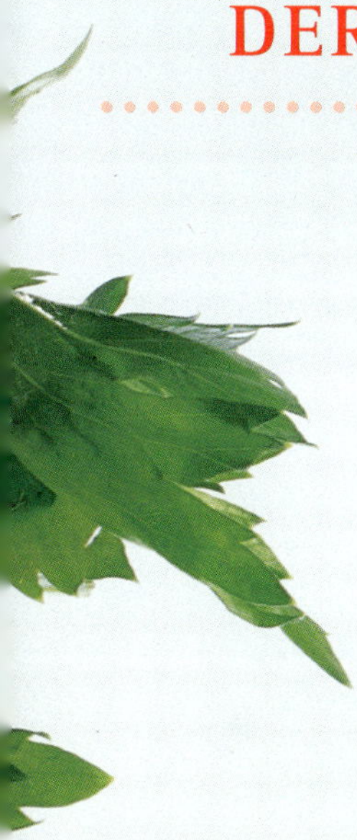

An den jeweils zweiten Tagen der J.-P.-Immun-Diät bietet sich Buchweizen als Getreide für köstliche Gerichte an, z. B. als sommerliche Beerengrütze zum Frühstück oder als knusprige Getreideplätzchen zur Hauptmahlzeit. Da für diesen Tag keine Milchprodukte vorgesehen sind, sollte man die Gelegenheit nutzen, Zitrusfrüchte aller Art als Erfrischung zu genießen. Als wichtige Eiweißlieferanten kommen etwa Schwein, Hase oder Kaninchen in Betracht ebenso wie Forelle, Lachs und Hering. Dazu kann man Möhren, Auberginen, Blumenkohl oder Tomaten anbieten, immer gut begleitet von Kartoffeln.

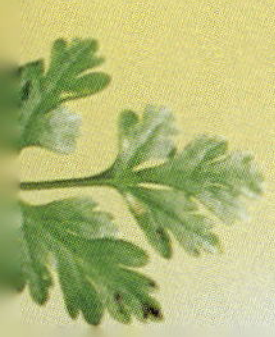

Frühstücke und Desserts

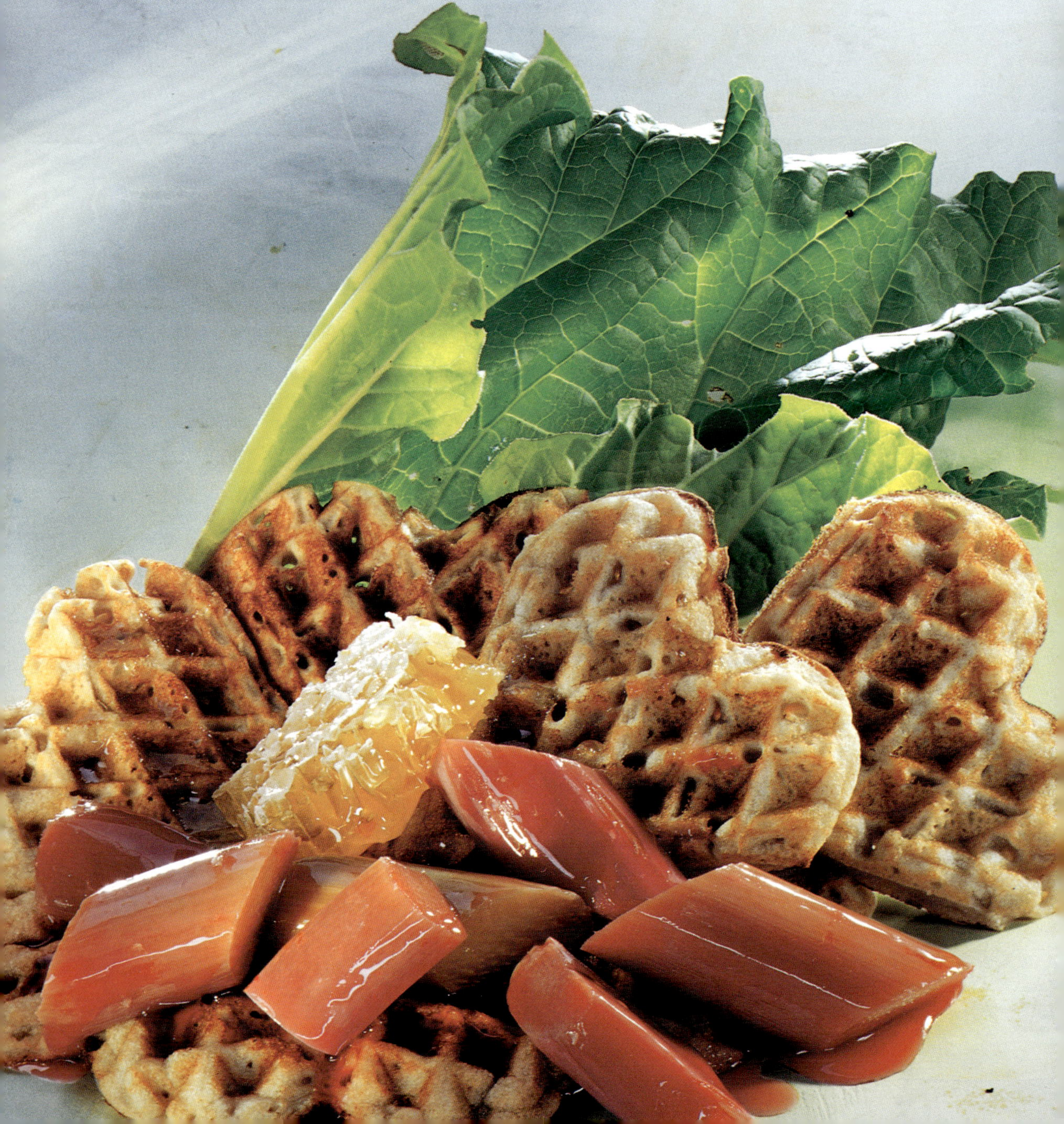

Buchweizenwaffeln mit Rhabarber

Für 2 Portionen

- 200 g feines Buchweizenmehl
- 1 Prise Meersalz
- 250 g Rhabarber
- 2 EL Leinöl
- 1 EL Blütenhonig

Zubereitungszeit 30 Minuten

❶ Das Buchweizenmehl mit 370 Millilitern Wasser und etwas Salz zu einem glatten Teig verrühren und etwa 15 Minuten quellen lassen.

❷ Rhabarber waschen, putzen, schälen und in mundgerechte Stücke schneiden. 125 Milliliter Wasser aufkochen und den Rhabarber darin in etwa 15 Minuten bei schwacher Hitze garen. Herausheben und abtropfen lassen.

❸ Ein Waffeleisen leicht mit Öl bepinseln. Den Teig portionsweise einfüllen und zu Waffeln ausbacken. Diese mit dem Rhabarber belegen und nach Geschmack mit Honig süßen. Sofort servieren.

▶ **Pro Portion**
2040/488 kJ/kcal • 7 g Eiweiß
11 g Fett • 83 g Kohlenhydrate
6 g Ballaststoffe

▶ **Variante**
Die Waffeln können Sie auch mit frischen Johannisbeeren belegen.

▶ **Hinweis**
Buchweizenmehl enthält kein Gluten (Getreideklebereiweiß) und eignet sich für alle, die auf dieses Eiweiß allergisch reagieren (Zöliakie).

Buchweizen ist ein Knöterichgewächs und hat mit unserem Weizen nichts gemeinsam. Er ist leicht verdaulich und magenfreundlich. Buchweizen enthält sehr viel Lezithin und Lysin, einen lebensnotwendigen Eiweißbaustein, der auch das Knochenwachstum fördert. Außerdem enthält Buchweizen Spuren von Nickel, Kobalt und Kupfer sowie die Nervenvitamine B1, B2 und B6.

Innerhalb der J.-P.-Immun-Diät spielen die verschiedenen Tees eine große Rolle, nicht nur zur Deckung des Flüssigkeitsbedarfs. Seit alters her dienen Aufgüsse von Teilen verschiedener Pflanzen als Heilmittel. Sowohl Holunderbeerentee als auch Lindenblütentee werden zur Vorbeugung und Behandlung von Erkältungskrankheiten empfohlen. Denn nach ihrem Genuss kommt man ins Schwitzen.

Perlsago mit Grapefruit

Für 1 Portion
- 5 EL Perlsago
- 1 rosa Grapefruit
- 200 ml frisch gepresster Grapefruitsaft
- 1 EL Honig

Zubereitungszeit 15 Minuten

❶ 150 Milliliter Wasser aufkochen. Perlsago unter ständigem Rühren einstreuen und bei schwacher Hitze 10 Minuten quellen lassen.

❷ Die Grapefruit schälen, in die einzelnen Segmente teilen und die weiße Haut entfernen. Das Fruchtfleisch in Stücke schneiden.

❸ Die Fruchtstücke unter die Sagomasse mischen und den Grapefruitsaft einrühren. Nach Geschmack mit Honig süßen.

▶ **Pro Portion**
1275/305 kJ/kcal • 5 g Eiweiß
1 g Fett • 64 g Kohlenhydrate
7 g Ballaststoffe

▶ **Getränk**
Holunderbeerentee

Orangen mit Leinsamen

Für 1 Portion
- 2 Orangen
- 4 EL Leinsamen
- 100 ml frisch gepresster Orangensaft

Zubereitungszeit 10 Minuten

❶ Die Orangen schälen, in die einzelnen Segmente teilen und die Häutchen entfernen. Das Fruchtfleisch in Stücke schneiden.

❷ Das Fruchtfleisch in ein Schälchen füllen. Leinsamen darüber geben und den Saft zugießen.

▶ **Pro Portion**
1810/433 kJ/kcal • 14 g Eiweiß
13 g Fett • 55 g Kohlenhydrate
13 g Ballaststoffe

▶ **Getränk**
Lindenblütentee

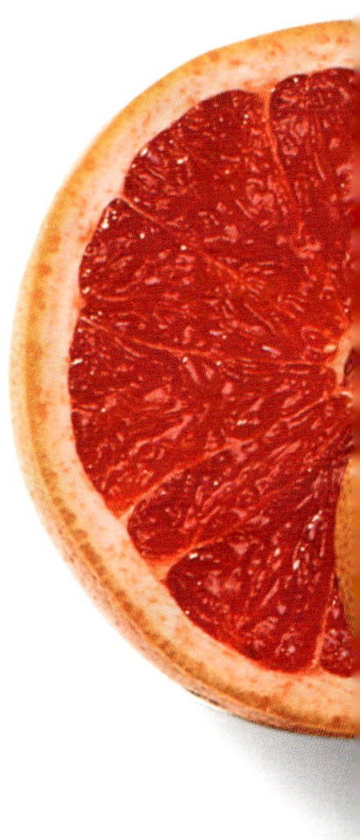

Buchweizengrütze mit Orange

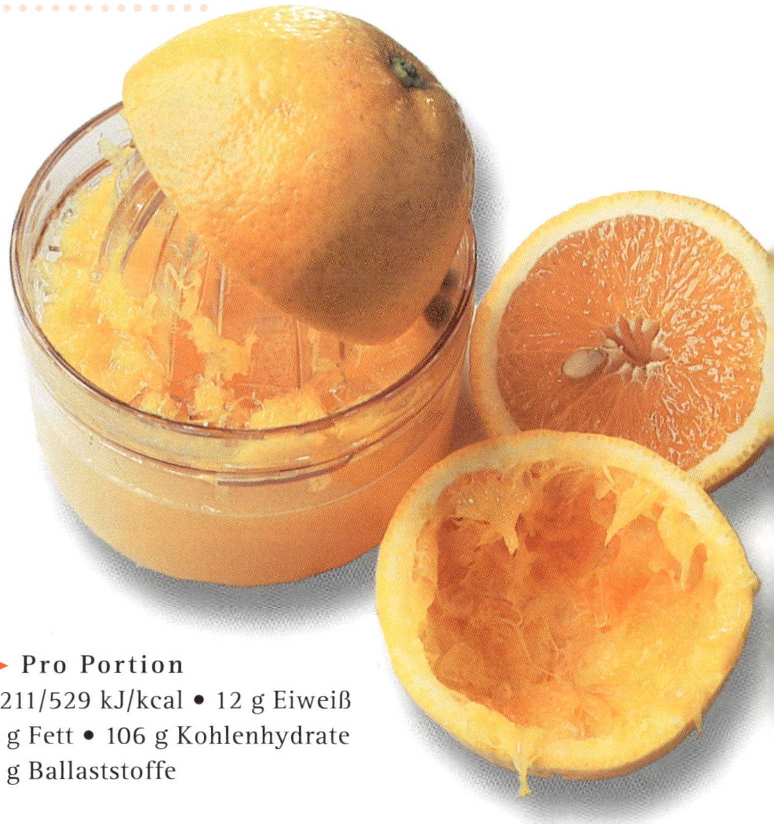

Für 1 Portion
100 g Buchweizenschrot
1 Orange
100 ml frisch gepresster Orangensaft
1 EL Honig

Zubereitungszeit 40 Minuten

❶ Den Buchweizenschrot in 250 Millilitern Wasser aufkochen, den rötlichen Schaum abschöpfen und den Schrot zugedeckt bei mittlerer Hitze in 20 Minuten garen. Den Topf von der Kochstelle nehmen und die Grütze etwa 15 Minuten nachquellen lassen.

❷ Inzwischen die Orange schälen, in die einzelnen Segmente teilen, die Häutchen entfernen und das Fruchtfleisch in Stücke schneiden.

❸ Orangensaft und -fruchtfleisch unter die Buchweizenmasse rühren. Nach Belieben mit Honig süßen.

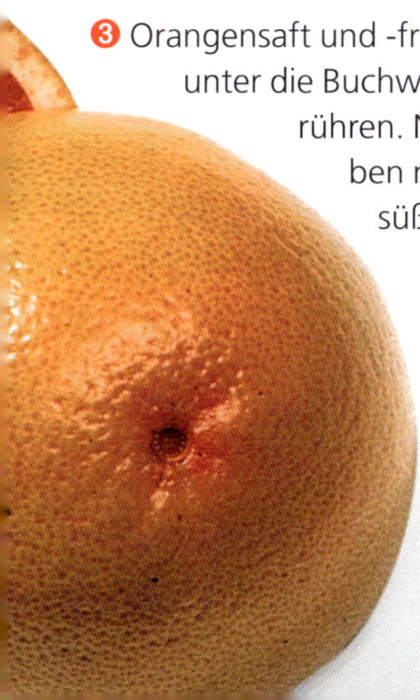

► **Pro Portion**
2211/529 kJ/kcal • 12 g Eiweiß
2 g Fett • 106 g Kohlenhydrate
9 g Ballaststoffe

► **Getränk**
Fencheltee

TIPP

Fencheltee hilft dank seiner ätherischen Öle bei Blähungen und Husten.

An jedem Tag 2 im Rhythmus der J.-P.-Immun-Diät können Sie alle Früchte der Zitrusfamilie verzehren. Probieren Sie die Buchweizengrütze auch einmal mit Johannis- oder Stachelbeeren.

Gemischte Beeren mit Buchweizengrütze

Mate-Tee wird aus getrockneten, zerkleinerten Blättern einer südamerikanischen Stechpalmenart gewonnen. Die Blätter haben einen leichten Rauchgeschmack. Mate-Tee zügelt die Esslust und entschlackt – ideal als Flüssigkeitszufuhr bei Diätkuren. Seine Wirkstoffe sind Koffein und Tannin, weshalb er als Kaffeeersatz für Kreislauflabile dienen kann.

Für 1 Portion

50 g Buchweizenschrot
100 g Johannisbeeren
100 g Stachelbeeren
100 ml Johannisbeersaft (Muttersaft)

Zubereitungszeit 40 Minuten

❶ Den Schrot in einem hohen Topf in 125 Millilitern Wasser zum Kochen bringen, dabei den aufsteigenden rötlichen Schaum abschöpfen. Sobald der Topfinhalt kocht, die Temperatur reduzieren und den Schrot zugedeckt bei mittlerer Hitze in 20 Minuten garen. Den Topf von der Kochstelle nehmen und die Grütze in etwa 15 Minuten bei Zimmertemperatur vollständig ausquellen lassen.

❷ Die Johannisbeeren und die Stachelbeeren sorgfältig verlesen, waschen, putzen und in einem Sieb abtropfen lassen.

❸ Die Beeren in ein Schälchen füllen. Die Buchweizengrütze darüber geben und mit dem Johannisbeersaft begießen.

Diese beerige Grütze eignet sich ideal als Dessert, z. B. wenn Sie Freunde eingeladen haben und sie nach dem Essen mit einem fruchtigen Nachtisch verwöhnen wollen (Seite 69).

► **Pro Portion**
1296/310 kJ/kcal • 7 g Eiweiß
1 g Fett • 61 g Kohlenhydrate
11 g Ballaststoffe

► **Getränk**
Mate-Tee, grün oder geröstet

► **Hinweis**
Die Beeren können Sie durch Früchte aus der Rotationstabelle (Seite 32) austauschen.

TIPP

Ein wenig Zeit müssen Sie schon einberechnen, wenn Sie Buchweizengrütze zubereiten wollen, denn die geschroteten Körner müssen gut ausquellen, bevor man sie essen kann. Was die Flüssigkeitsmenge betrifft, die der Schrot braucht, um zu Grütze gekocht zu werden, so können Sie sich folgende Faustregel merken: Buchweizenschrot wird mit der 2 1/2fachen Menge Wasser aufgesetzt.

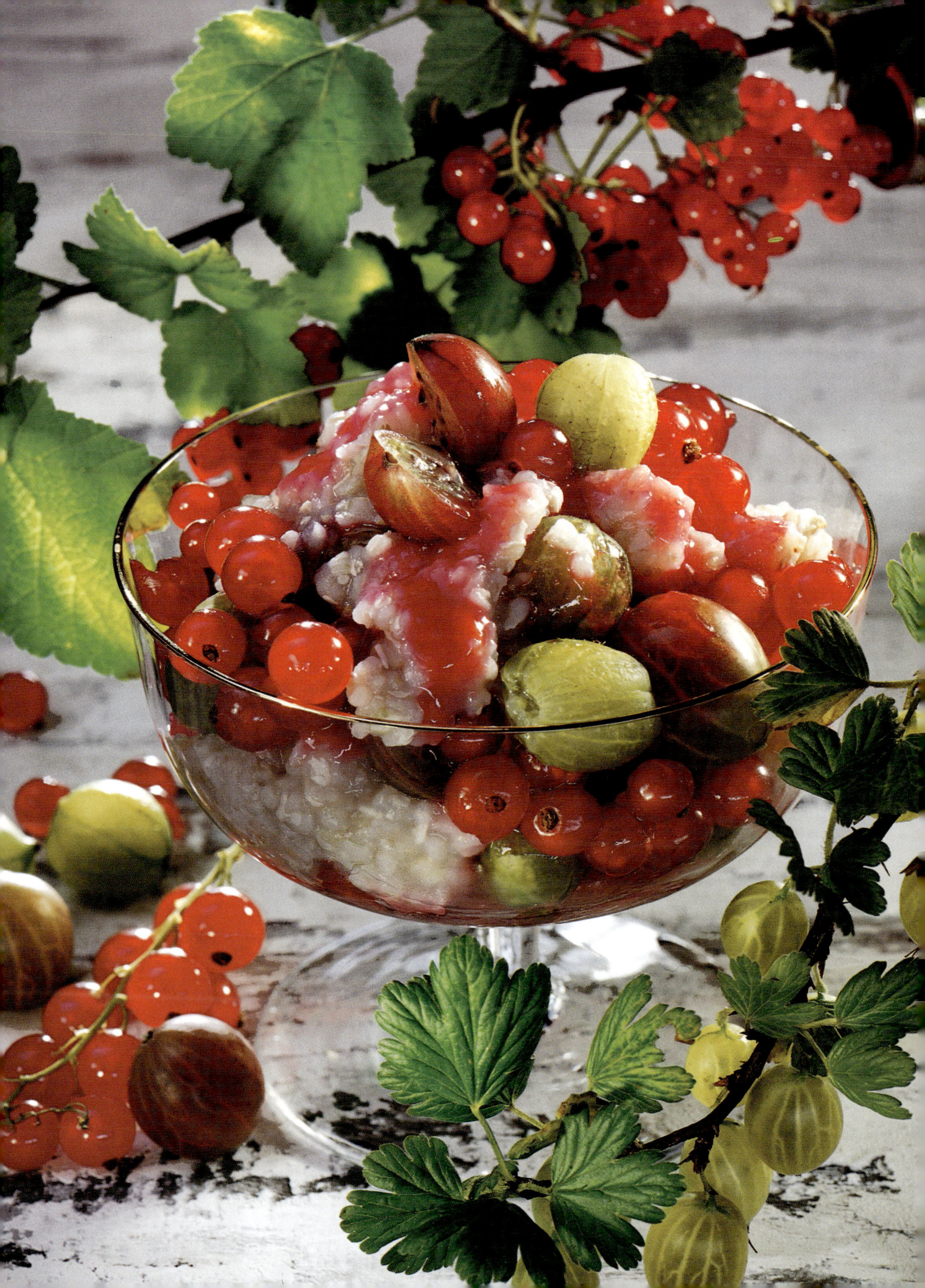

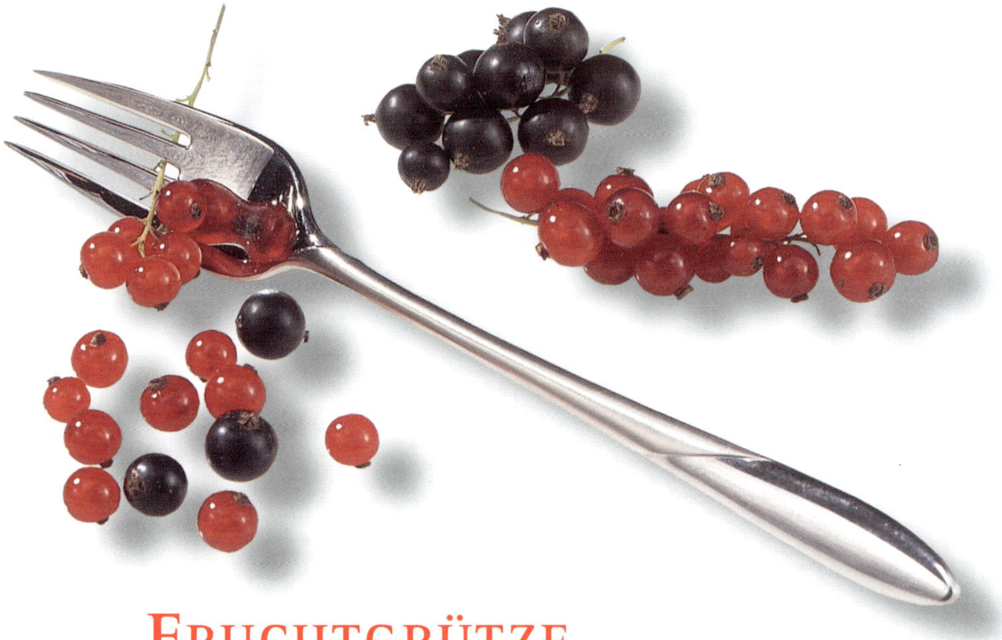

Fruchtgrütze

Zum Eindicken des Fruchtsafts kann man statt Gelatine auch Agar-Agar verwenden. Es wird aus Meeresalgen gewonnen und kommt als getrocknetes Produkt in den Handel. Agar-Agar quillt in kalten Flüssigkeiten, löst sich in warmen und bewirkt dadurch beim Abkühlen eine Verdickung des jeweiligen Gerichts.

Für 1 Portion

250 g gemischtes Obst (z. B. Johannisbeeren, Stachelbeeren, Rhabarber)
200 ml Johannisbeersaft
1 TL Agar-Agar
1 EL Zitronensaft
1 EL Blütenhonig

Zubereitungszeit 25 Minuten ohne Kühlen

1. Das Obst waschen und putzen (Rhabarber in Stücke schneiden) und die Früchte in wenig Wasser etwa 10 Minuten dünsten. In einem Sieb abtropfen lassen und dabei das Fruchtwasser auffangen.

2. Das Agar-Agar in 3 Esslöffeln Johannisbeersaft anrühren. Den restlichen Saft mit dem Fruchtwasser erhitzen. Agar-Agar einrühren und kurz quellen lassen.

3. Den angedickten Saft mit Zitronensaft und Honig würzen. Das Obst in Schälchen füllen und mit dem Saft begießen. Kühl stellen.

► **Pro Portion**
861/206 kJ/kcal • 4 g Eiweiß
1 g Fett • 40 g Kohlenhydrate
17 g Ballaststoffe

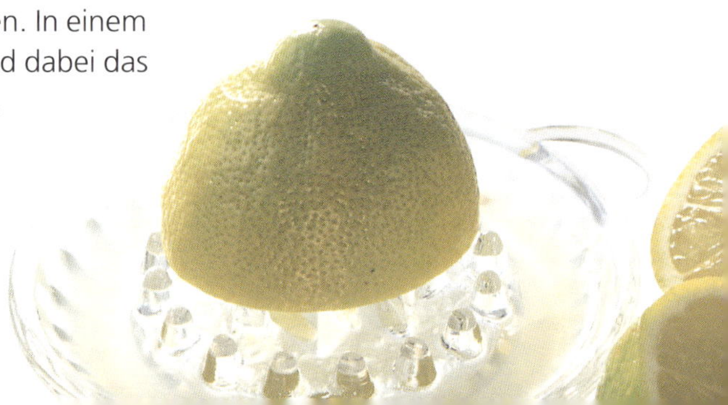

Rhabarberkompott

Für 1 Portion
500 g Rhabarber
4 EL Honig
1 EL Zitronensaft

Zubereitungszeit 25 Minuten ohne Kühlen

❶ Rhabarber waschen, putzen, schälen, in mundgerechte Stücke schneiden. 250 Milliliter Wasser aufkochen und den Rhabarber darin in 15 bis 20 Minuten bei schwacher Hitze garen. Von der Kochstelle nehmen, abkühlen lassen.

❷ Den Rhabarber mit Honig und Zitronensaft würzen. Das Kompott im Kühlschrank auskühlen lassen.

► **Pro Portion**
844/202 kJ/kcal • 3 g Eiweiß
1 g Fett • 41 g Kohlenhydrate
15 g Ballaststoffe

TIPP

So können Sie auch Johannisbeerkompott zubereiten.

Beerenteller

Für 1 Portion
300 g Johannisbeeren (rot, schwarz)
4 EL Buchweizenschrot
200 ml Johannisbeersaft

Zubereitungszeit 5 Minuten

❶ Johannisbeeren verlesen, waschen und abtropfen lassen.

❷ Buchweizenschrot über die Beeren geben, mit dem Saft begießen.

► **Pro Portion**
1446/346 kJ/kcal • 8 g Eiweiß
1 g Fett • 65 g Kohlenhydrate
15 g Ballaststoffe

Frische Beeren sind leider nur saisonal verfügbar. Johannisbeeren lassen sich jedoch sehr gut einfrieren. Dafür die Früchte waschen, gut abtropfen lassen und von den Rispen streifen. In kleinen Portionen in Gefrierbeutel oder -dosen füllen und einfrieren.

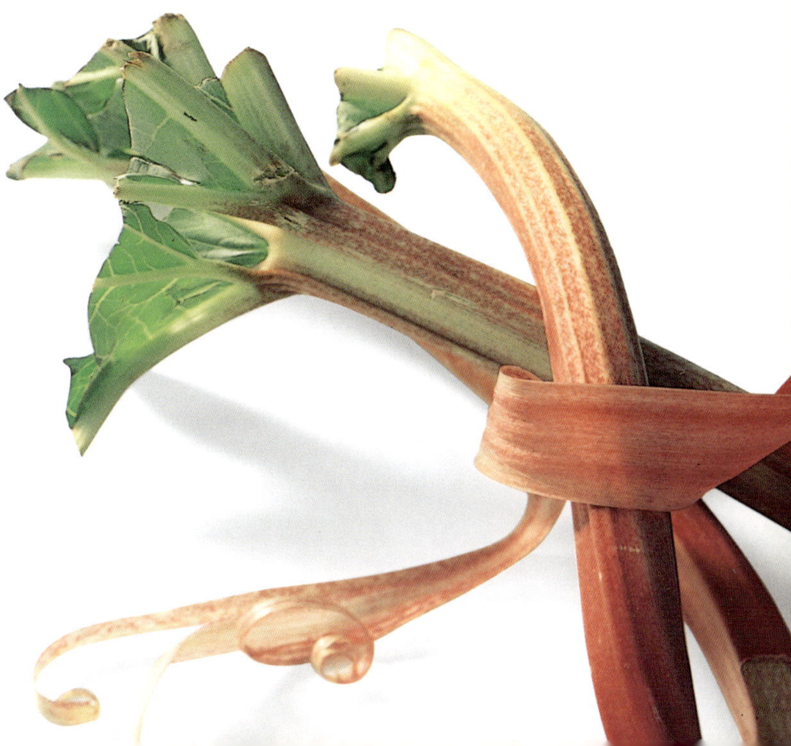

HAUPTMAHLZEITEN

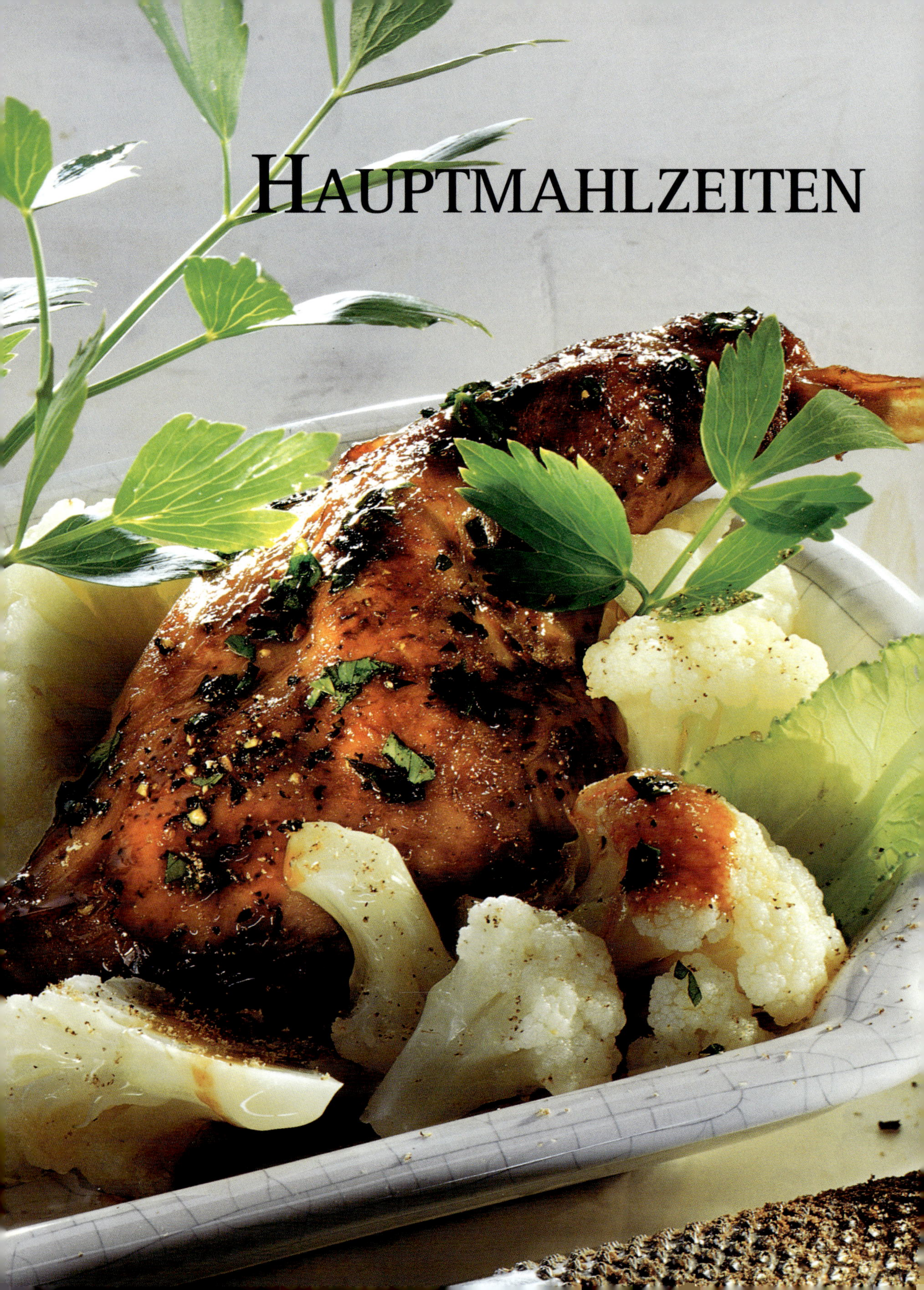

Hasenschlegel mit Blumenkohl

Für 1 Portion

200 g Hasenschlegel
Salz
schwarzer Pfeffer aus der Mühle
Liebstöckel
1 EL Erdnussöl
500 g Blumenkohl
weißer Pfeffer aus der Mühle
frisch geriebene Muskatnuss

Zubereitungszeit 45 Minuten

1. Den Hasenschlegel unter fließendem kaltem Wasser waschen und mit Küchenkrepp trockentupfen. Rundum mit Salz, schwarzem Pfeffer und Liebstöckel würzen.

2. Das Öl erhitzen und das Hasenfleisch darin von allen Seiten scharf anbraten. 250 Milliliter heißes Wasser aufgießen und das Fleisch zugedeckt bei mittlerer Hitze in etwa 30 Minuten gar schmoren.

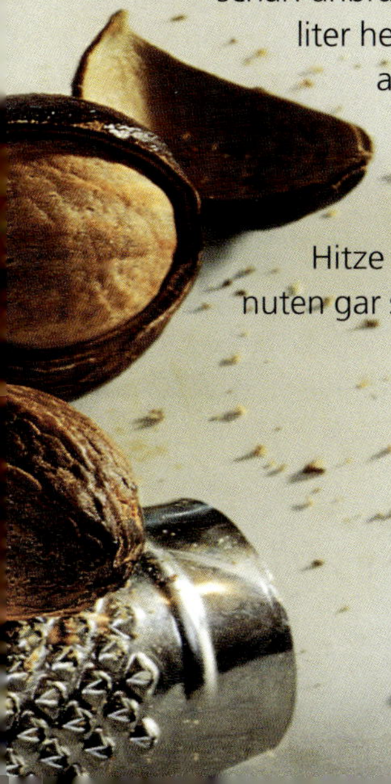

3. In der Zwischenzeit den Blumenkohl waschen, putzen und in kleine Röschen zerteilen. So viel Wasser mit Salz und weißem Pfeffer aufkochen, dass der Blumenkohl bedeckt ist, und die Blumenkohlröschen darin in etwa 15 Minuten weich garen.

4. Den Blumenkohl herausheben und abtropfen lassen. Mit Muskatnuss würzen und zu dem Hasenschlegel servieren.

► Pro Portion
1906/456 kJ/kcal • 56 g Eiweiß
17 g Fett • 10 g Kohlenhydrate
13 g Ballaststoffe

► Variante
Statt Hasenschlegel kann auch Schweinefleisch, etwa ein unpaniertes Schnitzel oder Kotelett, zum Blumenkohl verzehrt werden. Dafür das Fleisch nach Bedarf flach klopfen und bei mittlerer Hitze von beiden Seiten goldbraun braten.

Als Beilage zu diesem Gericht kann man entsprechend der großen Tabelle von Seite 32 Kartoffeln dazu essen. Kochen Sie die Kartoffeln mit der Schale in wenig Wasser weich und schälen Sie sie erst kurz vor dem Verzehr. Durch das Mitkochen der Schale wird verhindert, dass wertvolle Vitamine und Mineralstoffe ins Kochwasser übertreten und damit verloren gehen.

Möhrensuppe mit Sellerie

Möhren, Sellerie, Fenchel, Petersilie und Kerbel gehören in die botanische Familie der Doldenblütler. Für die J.-P.-Immun-Diät bedeutet dies, dass sie am zweiten Tag im vorgegebenen Zyklus verzehrt werden können.

Für 1 Portion

- **200 g Möhren**
- **100 g Staudensellerie**
- **2 EL Erdnussöl**
- **2 Tomaten**
- **300 ml Tomatensaft**
- **Meersalz**
- **frisch geriebene Muskatnuss**

Zubereitungszeit 30 Minuten

❶ Die Möhren waschen, putzen, schälen und fein raspeln. Den Sellerie waschen, putzen und in feine Scheiben schneiden. Öl in einem Topf erhitzen und das Gemüse darin unter Rühren schmoren, bis es leicht bräunlich wird. Etwas kochendes Wasser aufgießen, und das Gemüse bei mittlerer Hitze in 15 bis 20 Minuten weich garen.

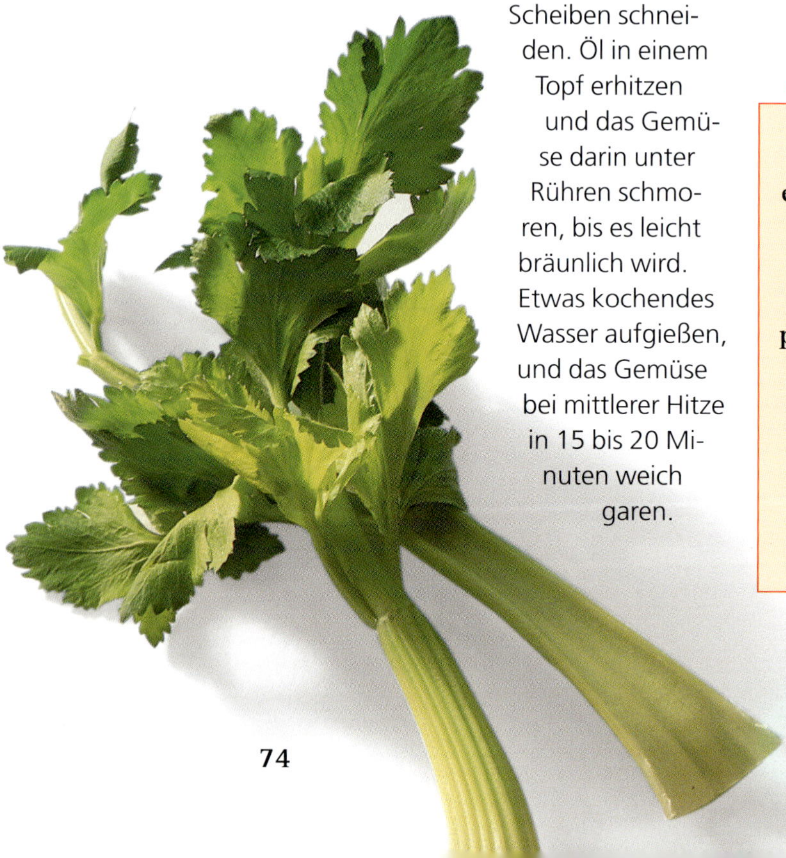

❷ In der Zwischenzeit die Tomaten mit kochendem Wasser überbrühen, die Schale abziehen und das Fruchtfleisch klein schneiden.

❸ Tomatenstücke und -saft zum Gemüse geben und unter Rühren aufkochen. Die Suppe mit Salz und Muskatnuss würzen.

► **Pro Portion**
619/148 kJ/kcal • 6 g Eiweiß
3 g Fett • 21 g Kohlenhydrate
15 g Ballaststoffe

TIPP

Falls Sie einmal Lust auf eine Cremesuppe haben sollten, dann können Sie diese Zubereitung mit dem Mixstab der Küchenmaschine fein pürieren. Je nach Bedarf gießen Sie etwas Wasser zu, damit die Suppe die gewünschte Konsistenz erhält. Mit etwas Liebstöckel oder Petersilie können Sie die Suppe noch etwas kräftiger würzen.

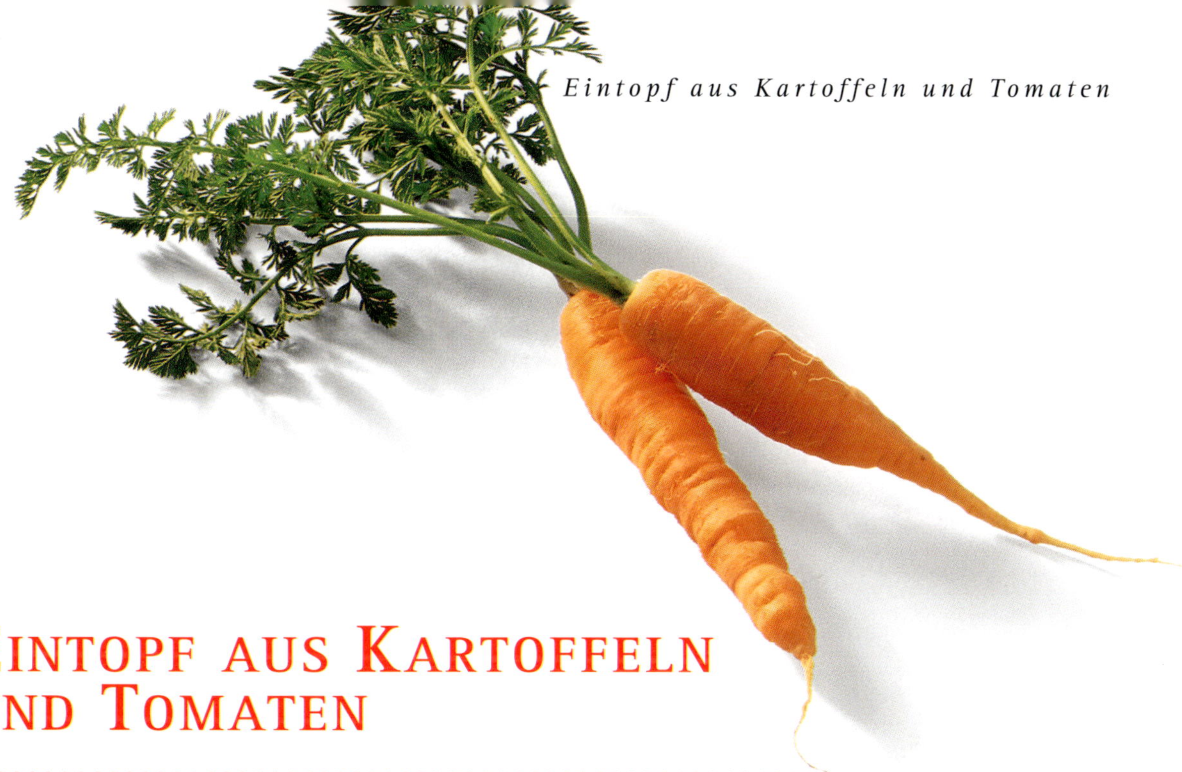

Eintopf aus Kartoffeln und Tomaten

Für 1 Portion
300 g mehlig kochende Kartoffeln
200 g Tomaten
Salz
schwarzer Pfeffer aus der Mühle
etwas Petersilie

Zubereitungszeit 30 Minuten

❶ Kartoffeln waschen, schälen und in Würfel schneiden. Mit kaltem Wasser bedecken, aufkochen und zugedeckt bei mittlerer Hitze in etwa 20 Minuten weich kochen.

❷ Inzwischen die Tomaten mit kochendem Wasser überbrühen, abziehen und das Fruchtfleisch klein schneiden. Die Tomatenstücke nach 10 Minuten Garzeit zu den Kartoffeln in den Topf geben. Den Eintopf mit Salz und Pfeffer würzen.

❸ Petersilie waschen, trockentupfen, klein hacken und zugeben.

► **Pro Portion**
1200/287 kJ/kcal • 8 g Eiweiß
1 g Fett • 56 g Kohlenhydrate
11 g Ballaststoffe

An der Pflanze ausgereifte Tomaten besitzen ein unvergleichliches Aroma. Falls Sie keine eigene Ernte eintragen können, greifen Sie am besten auf ausgereifte Strauchtomaten zurück.

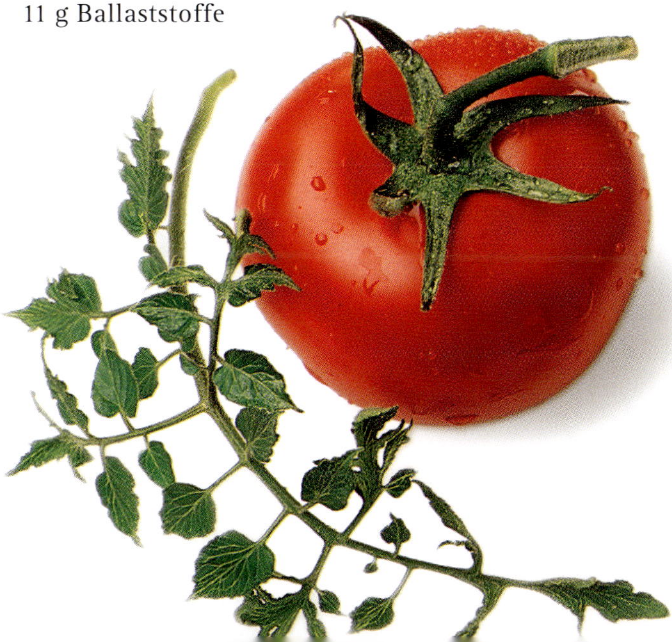

Geräucherte Renke auf Tomatensalat

Renken sind schlanke, silberglänzende Süßwasserfische, die einen seitlich etwas abgeflachten Körper haben. Sie werden meist geräuchert und kommen dann als Bestandteil einer kalten Mahlzeit auf den Tisch. In diesem Rezept werden sie von einem Salat aus Tomaten, Fenchel und Sellerie begleitet – ein ideales Sommeressen.

Für 1 Portion

1 Zitrone
etwas Petersilie
250 g geräucherte Renke
400 g Tomaten
100 g Fenchel
100 g Sellerie
Salz
schwarzer Pfeffer aus der Mühle

Zubereitungszeit 20 Minuten

1. Die Zitrone waschen, halbieren und eine Scheibe der Frucht parallel zur Schnittfläche abschneiden. Die restliche Zitrone auspressen.

2. Die Petersilie waschen, trockenschleudern und nur die groben Stiele entfernen.

3. Den geräucherten Fisch auf einen Teller legen und mit gut der Hälfte des Zitronensafts beträufeln. Mit der Zitronenscheibe und Petersilie garnieren. Bis zur weiteren Verwendung zur Seite stellen.

4. Die Tomaten waschen, trockentupfen und die Stielansätze entfernen. Die Tomaten vierteln.

5. Den Fenchel waschen, putzen und in dünne Streifen schneiden. Den Sellerie waschen, putzen und die Knolle fein raspeln.

6. Die Tomatenviertel, die Fenchelstreifen und die Sellerieraspel miteinander vermengen. Mit Salz, Pfeffer und dem restlichen Zitronensaft würzen. Den Salat neben dem Fisch auf dem Teller anrichten.

► **Pro Portion**
2550/610 kJ/kcal • 82 g Eiweiß
14 g Fett • 20 g Kohlenhydrate
13 g Ballaststoffe

Die mit Fenchel und Sellerie zubereitete Renke ist nicht nur für Fischfans ein Hochgenuss – auch Fleischfreunde werden ihrem kulinarischen Charme erliegen (Seite 77).

TIPP

Den Tomatensalat können Sie auch mit Paprika anrichten. Je nach gewählter Farbe der Früchte ist das nicht nur optisch attraktiv, sondern auch gesund: Ausgereifte rote und gelbe Paprikaschoten enthalten viel Vitamin C – fast dreimal mehr als Orangen und Zitronen.

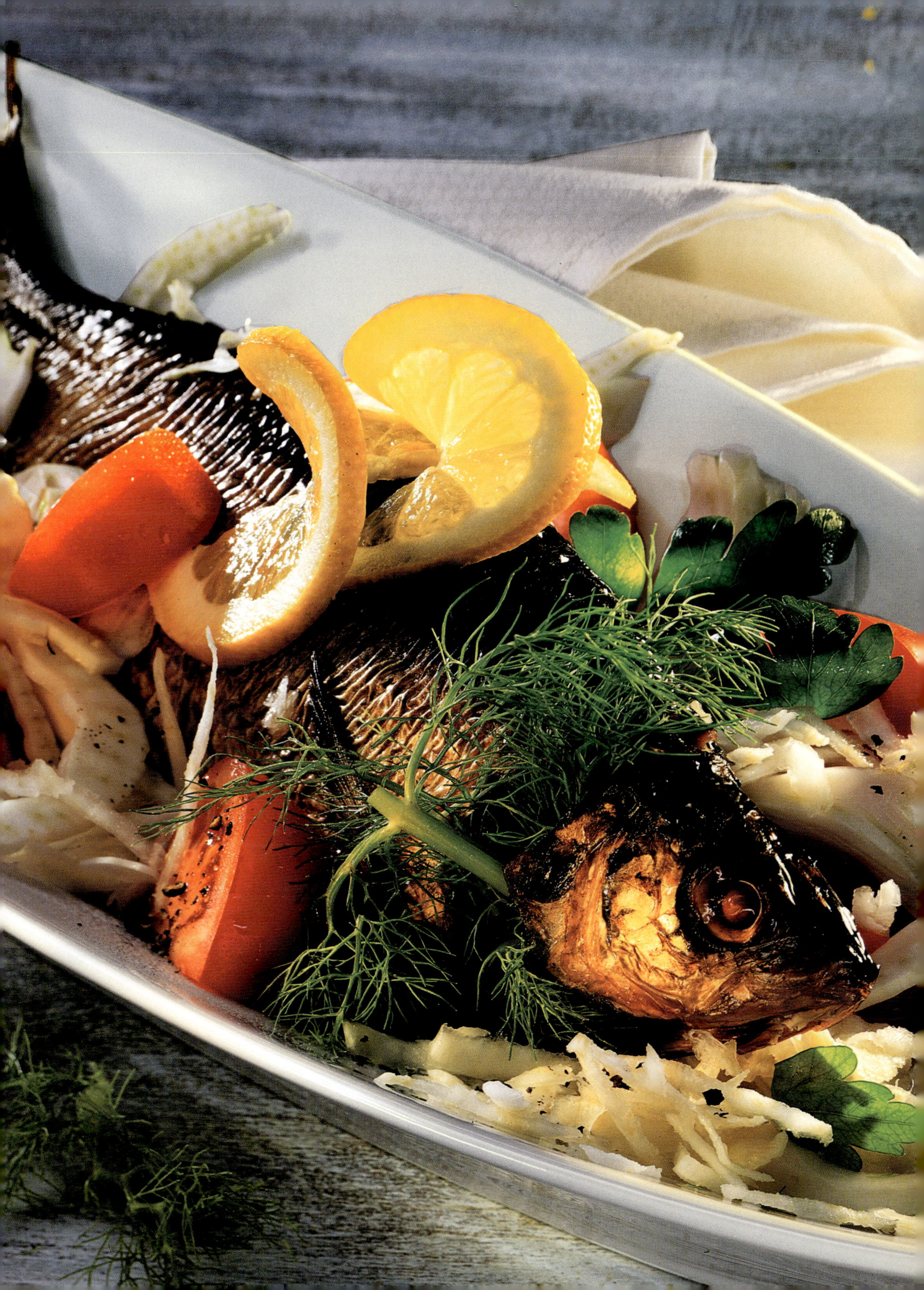

Vitaminreicher Rohkostsalat

Rohes Gemüse ist ein guter Lieferant für Ballaststoffe. Diese regen die Tätigkeit des Darms an und sorgen für eine gute Verdauung. Wer möchte, kann den Salat mit Leinsamen geschmacklich bereichern.

Für 1 Portion

- **1 rote Paprikaschote**
- **1 grüne Paprikaschote**
- **50 g Fenchel**
- **100 g Staudensellerie**
- **200 g Möhren**
- **1 Bund Petersilie**
- **20 g Erdnüsse, geschält**
- **2 EL Erdnussöl**
- **1 EL Zitronensaft**
- **1 Prise Meersalz**

Zubereitungszeit 15 Minuten

1. Das Gemüse waschen und putzen. Dafür die Paprikaschoten halbieren, Stielansätze, Samen und Scheidewände entfernen. Paprika und Fenchel in dünne Streifen, Sellerie in dünne Scheiben schneiden. Möhren schälen und fein raspeln.

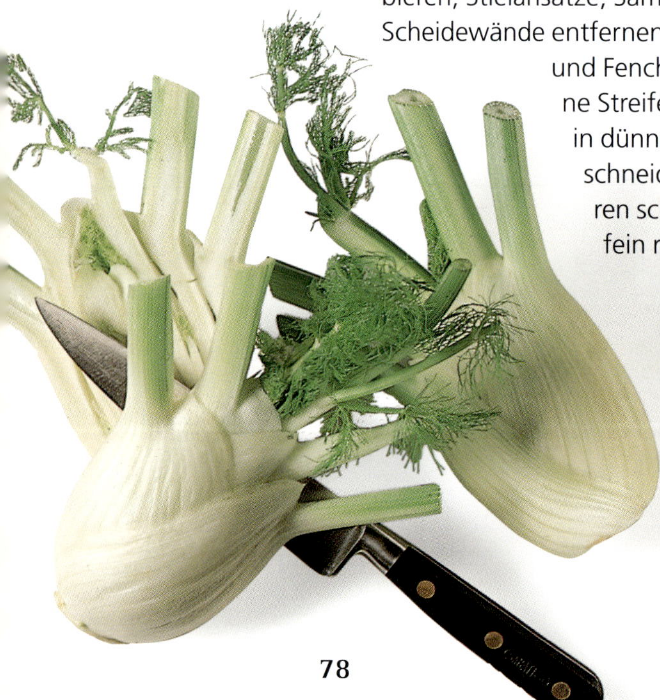

2. Die Petersilie waschen, trocknen und fein hacken. Von den Erdnüssen die braune Haut abreiben und die Nüsse klein hacken.

3. Das vorbereitete Gemüse in einer Schüssel vermengen. Öl und Zitronensaft verrühren, leicht salzen und über das Gemüse träufeln. Petersilie und Erdnüsse darüber streuen.

► **Pro Portion**
1956/468 kJ/kcal • 13 g Eiweiß
31 g Fett • 28 g Kohlenhydrate
18 g Ballaststoffe

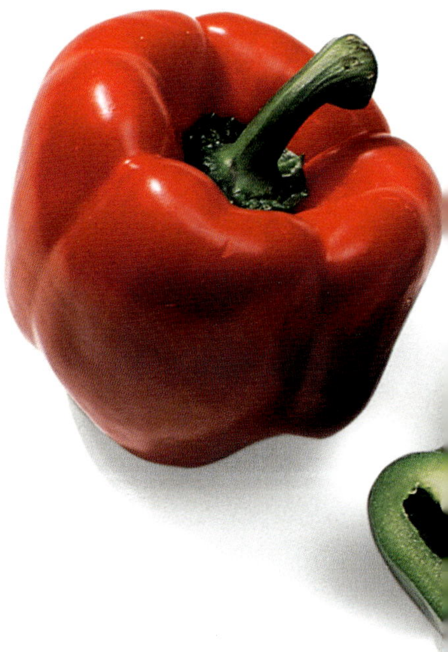

Geräuchertes Forellen-filet auf Feldsalat

Für 1 Portion

150 g Feldsalat
200 g Tomaten
1 Zitrone
Salz
weißer Pfeffer aus der Mühle
200 g geräuchertes Forellenfilet

Zubereitungszeit 15 Minuten

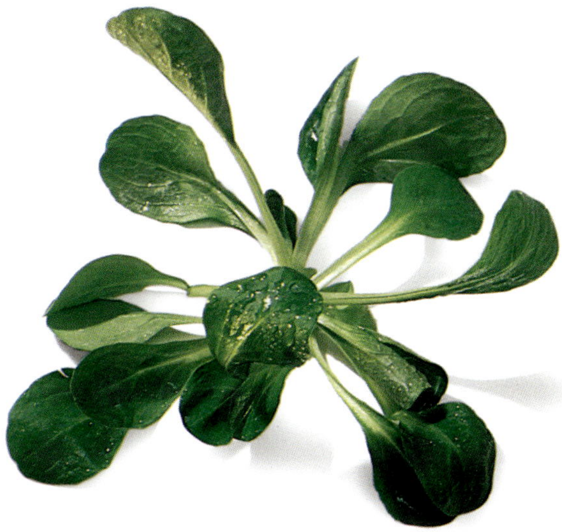

❶ Den Feldsalat waschen und putzen. Die Tomaten waschen, Stielansätze entfernen und das Fruchtfleisch in dünne Scheiben schneiden. Die Zitrone waschen, halbieren und eine Scheibe parallel zur Schnittfläche abschneiden. Die restliche Zitrone auspressen.

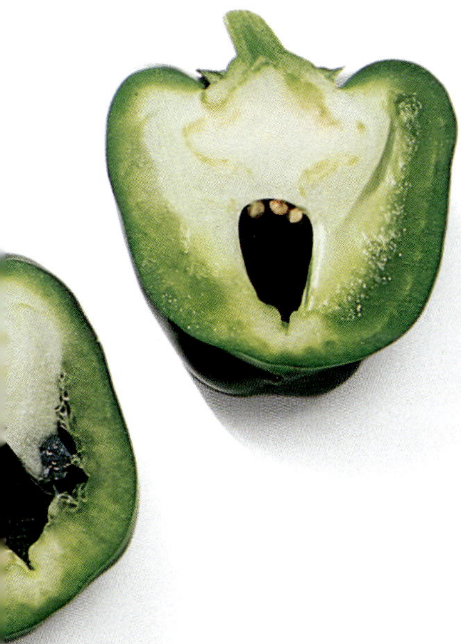

❷ Den Feldsalat auf einem Teller in der Mitte anrichten und die Tomatenscheiben fächerförmig ringsherum legen. Die Hälfte des Zitronensafts mit Salz und Pfeffer würzen und über den Salat geben.

❸ Das Forellenfilet auf den Salat legen und mit dem restlichen Zitronensaft beträufeln. Die Zitronenscheibe als Dekoration auflegen.

► Pro Portion
1342/321 kJ/kcal • 51 g Eiweiß
4 g Fett • 10 g Kohlenhydrate
6 g Ballaststoffe

TIPP

Feldsalat ist auch unter den Namen Rapunzel oder Nüsslisalat bekannt. Er wird immer roh verzehrt.

Lachs mit Feldsalat und Tomaten

Mit seinem zart rosafarbenen Fleisch ist Lachs ein schöner Blickfang auf dem Teller. Sein relativ hoher Fettgehalt macht ihn zu einem sättigenden Essen. Bei dieser Zubereitung steht er, in wenig Öl heiß gebraten, im geschmacklichen Kontrast zum frischen, knackigen Salat.

Für 1 Portion

- **50 g Feldsalat**
- **50 g Cocktailtomaten**
- **2 EL Erdnussöl**
- **2 EL Zitronensaft**
- **Salz**
- **weißer Pfeffer aus der Mühle**
- **150 g Lachsfilet**

Zubereitungszeit 20 Minuten

❶ Den Feldsalat putzen, waschen und trockenschleudern.

❷ Die Tomaten waschen und die Stielansätze entfernen.

❸ Für das Dressing 1 Esslöffel Öl mit 1 Esslöffel Zitronensaft verrühren, salzen und pfeffern.

❹ Den Feldsalat und die Tomaten auf einem Teller anrichten. Das Dressing über den Salat geben.

❺ Den Lachs mit dem restlichen Zitronensaft marinieren und mit etwas Salz und Pfeffer würzen.

❻ Das restliche Öl in einer Pfanne erhitzen und den Fisch darin von beiden Seiten braten. Herausheben und kurz abtropfen lassen.

❼ Das gebratene Lachsfilet auf den Teller mit dem Salat legen.

► **Pro Portion**
1760/421 kJ/kcal • 37 g Eiweiß
25 g Fett • 3 g Kohlenhydrate
2 g Ballaststoffe

► **Variante**
Feldsalat mit Tomaten ist eine delikate Kombination, die auch sehr gut zu anderem Fisch passt, beispielsweise zu Forelle aus dem Backofen. Dafür 1 Forelle von etwa 200 Gramm unter fließendem kaltem Wasser waschen und trockentupfen. Innen und außen leicht salzen und in die Bauchhöhle 2 Scheiben Zitrone sowie reichlich gehackte Petersilie legen. Den Backofen auf 200 °C (Umluft 180 °C, Gas Stufe 3–4) vorheizen. Die Forelle in Alufolie wickeln und im Backofen in 20 bis 25 Minuten garen. Den Fisch aus der Folie wickeln, auf einen Teller legen und mit dem Salat aus Tomaten und Feldsalat anrichten.

Die kleinen Tomaten eigenen sich nicht nur zur Dekoration, sie brillieren auch durch ihren fruchtig-süßen Geschmack (Seite 81).

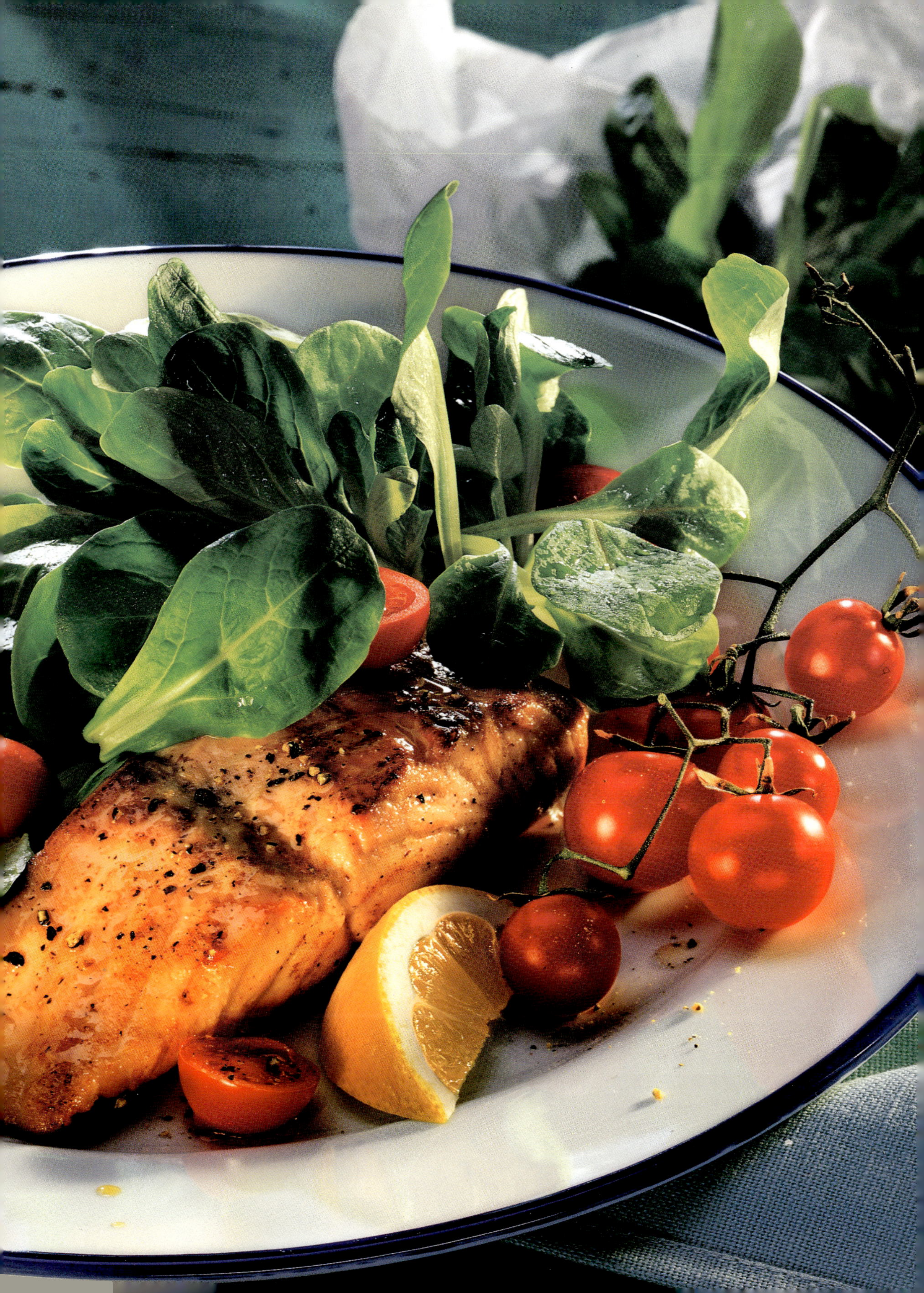

Gebackene Kartoffeln eignen sich gut als Beilage zu anderen Gerichten. Selbstverständlich müssen Sie dabei beachten, dass Sie nur solche Gerichte bzw. Zutaten auswählen, die innerhalb des Zyklus der Immun-Diät für den zweiten Tag vorgesehen sind.

Kartoffeln vom Blech

Für 1 Portion

400 g mehlig kochende Kartoffeln
2 EL Erdnussöl
Salz
Kümmel

Zubereitungszeit 25 Minuten

1. Backofen auf 180 °C (Umluft 160 °C, Gas Stufe 2–3) vorheizen.

2. Kartoffeln waschen, schälen, in Scheiben schneiden. Auf ein Backblech legen und mit Öl bepinseln. Salzen und mit Kümmel bestreuen. Die Kartoffelscheiben im Backofen 15 bis 20 Minuten backen.

► **Pro Portion**
2170/519 kJ/kcal • 8 g Eiweiß
20 g Fett • 68 g Kohlenhydrate
9 g Ballaststoffe

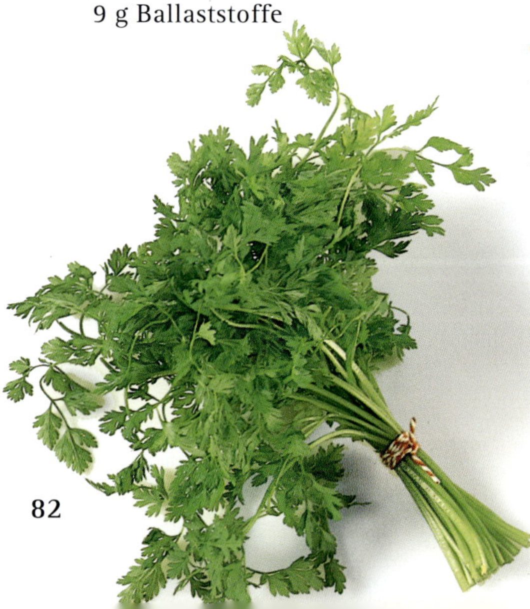

Paprika-pfanne

Für 1 Portion

je 1 rote und grüne Paprikaschote
300 g Staudensellerie
1 EL Leinöl
Salz
1 Bund Petersilie

Zubereitungszeit 30 Minuten

1. Die Paprikaschoten waschen, halbieren, Stielansätze, Samen und Scheidewände entfernen und das Fruchtfleisch ganz klein schneiden. Den Sellerie waschen, putzen und in dünne Scheiben schneiden. Einige Sellerieblätter fein hacken.

2. Das Öl in einer Pfanne erhitzen und das Gemüse darin unter gelegentlichem Rühren 15 bis 20 Minuten bei schwacher Hitze garen.

3. Petersilie waschen, trocknen und fein hacken. Das Gemüse salzen und auf einen Teller geben. Petersilie und Sellerieblätter auflegen.

► **Pro Portion**
782/187 kJ/kcal • 5 g Eiweiß
11 g Fett • 14 g Kohlenhydrate
9 g Ballaststoffe

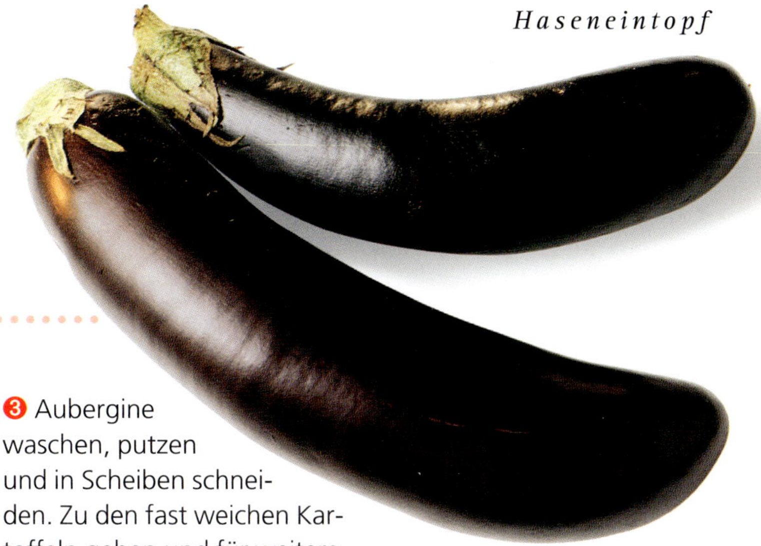

HASEN-EINTOPF

Für 1 Portion	
200 g Hasenfleisch	
1 EL Leinöl	
Salz	
schwarzer Pfeffer aus der Mühle	
300 g mehlig kochende Kartoffeln	
200 g Aubergine	
1 Bund Petersilie	

Zubereitungszeit 50 Minuten

❶ Fleisch unter fließendem kaltem Wasser waschen, abtupfen und in Stücke schneiden. Das Öl erhitzen und die Fleischwürfel darin rundum scharf anbraten, salzen und pfeffern. Mit etwas Wasser aufgießen.

❷ Inzwischen die Kartoffeln waschen, schälen und würfeln. Zum Fleisch geben und etwa 20 Minuten mitschmoren lassen.

❸ Aubergine waschen, putzen und in Scheiben schneiden. Zu den fast weichen Kartoffeln geben und für weitere 10 Minuten schmoren.

❹ Die Petersilie waschen, trocknen und fein hacken. Kurz vor dem Servieren auf den Eintopf geben.

► **Pro Portion**
2713/649 kJ/kcal • 53 g Eiweiß
16 g Fett • 58 g Kohlenhydrate
10 g Ballaststoffe

TIPP

Sie können diesen Eintopf auch mit Schweinefleisch zubereiten.

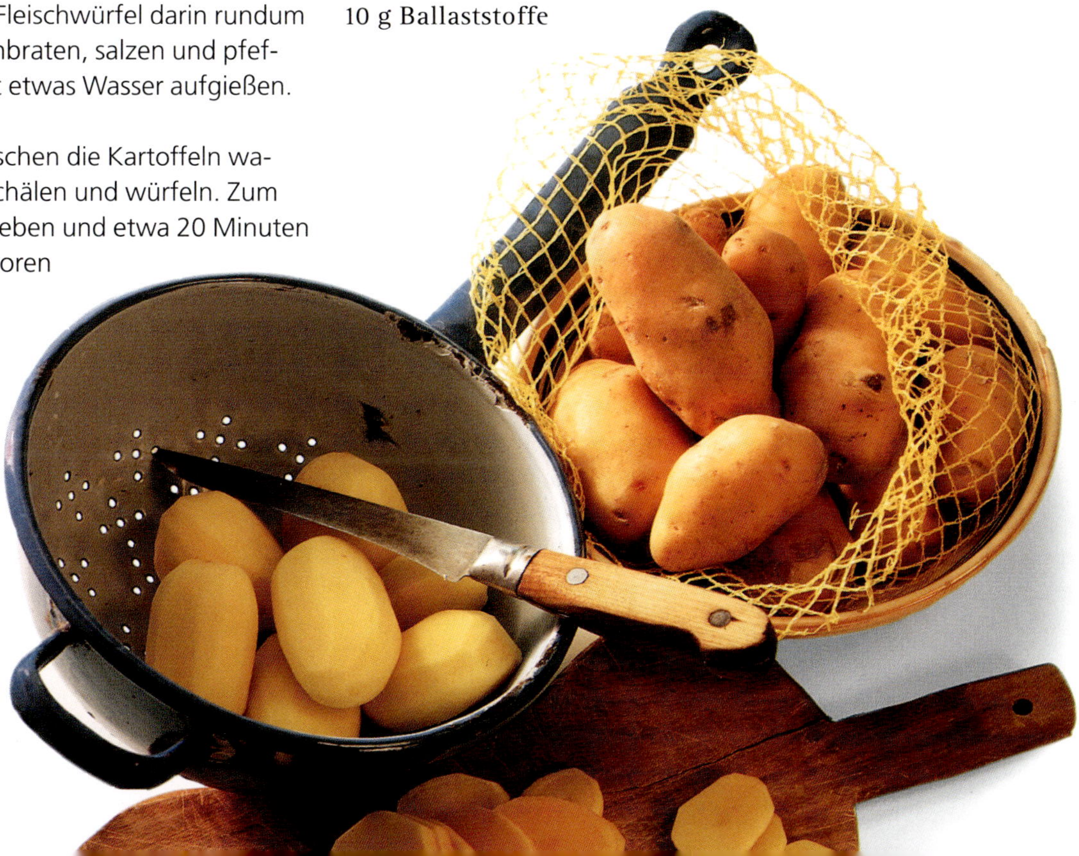

Buchweizenpfannkuchen mit Feldsalat und Paprika

Die im botanischen Sinn eng mit Rhabarber und Sauerampfer verwandte Buchweizenpflanze bringt rotbraune, dreikantige, 4 bis 6 Millimeter lange Nüsse hervor. Zu Mehl vermahlen werden diese in Südtirol zu Fladen oder Nudeln verarbeitet. Diese Pfannkuchen sind ein weiteres Beispiel für die vielfältigen Verwendungsmöglichkeiten von Buchweizen.

Für 1–2 Portionen

200 g feines Buchweizenmehl
1 Prise Meersalz
50 g Feldsalat
1 rote Paprikaschote
1 EL Zitronensaft
Salz, schwarzer Pfeffer
2 EL Erdnussöl

Zubereitungszeit 35 Minuten

❶ Das Buchweizenmehl in einer Schüssel mit 350 Millilitern Wasser und Salz zu einem glatten Teig verrühren und bei Zimmertemperatur 15 Minuten quellen lassen.

❷ Den Feldsalat waschen, verlesen und putzen.

❸ Die Paprikaschote waschen, trockentupfen, halbieren, Stielansatz, Samen und Scheidewände entfernen und das Fruchtfleisch in dünne Streifen schneiden.

❹ Den Feldsalat mit den Paprikastreifen auf einem Teller schön anrichten. Mit dem Zitronensaft beträufeln und leicht mit Salz und Pfeffer würzen.

❺ Die Hälfte vom Öl in einer Pfanne erhitzen. Die Hälfte vom Teig zugeben, den Teig gleichmäßig dünn verlaufen lassen und von beiden Seiten hellbraun ausbacken. Den zweiten Pfannkuchen auf dieselbe Weise zubereiten.

❻ Die Pfannkuchen auf einen vorgewärmten Teller legen und möglichst heiß zum Salat reichen.

► **Pro Portion (2 Portionen)**
2015/482 kJ/kcal • 7 g Eiweiß
11 g Fett • 81 g Kohlenhydrate
4 g Ballaststoffe

TIPP

Wenn Sie gerne scharf essen, so können Sie den Pfannkuchenteig vor dem Ausbacken mit Cayennepfeffer oder rosenscharfem Paprikapulver würzen. Doch auch mit Kümmel oder Kreuzkümmel kann man die Pfannkuchen geschmacklich interessant variieren.

Dieses leichte Gericht ist im Nu zubereitet und ist die ideale Mahlzeit für heiße Sommertage ***(Seite 85).***

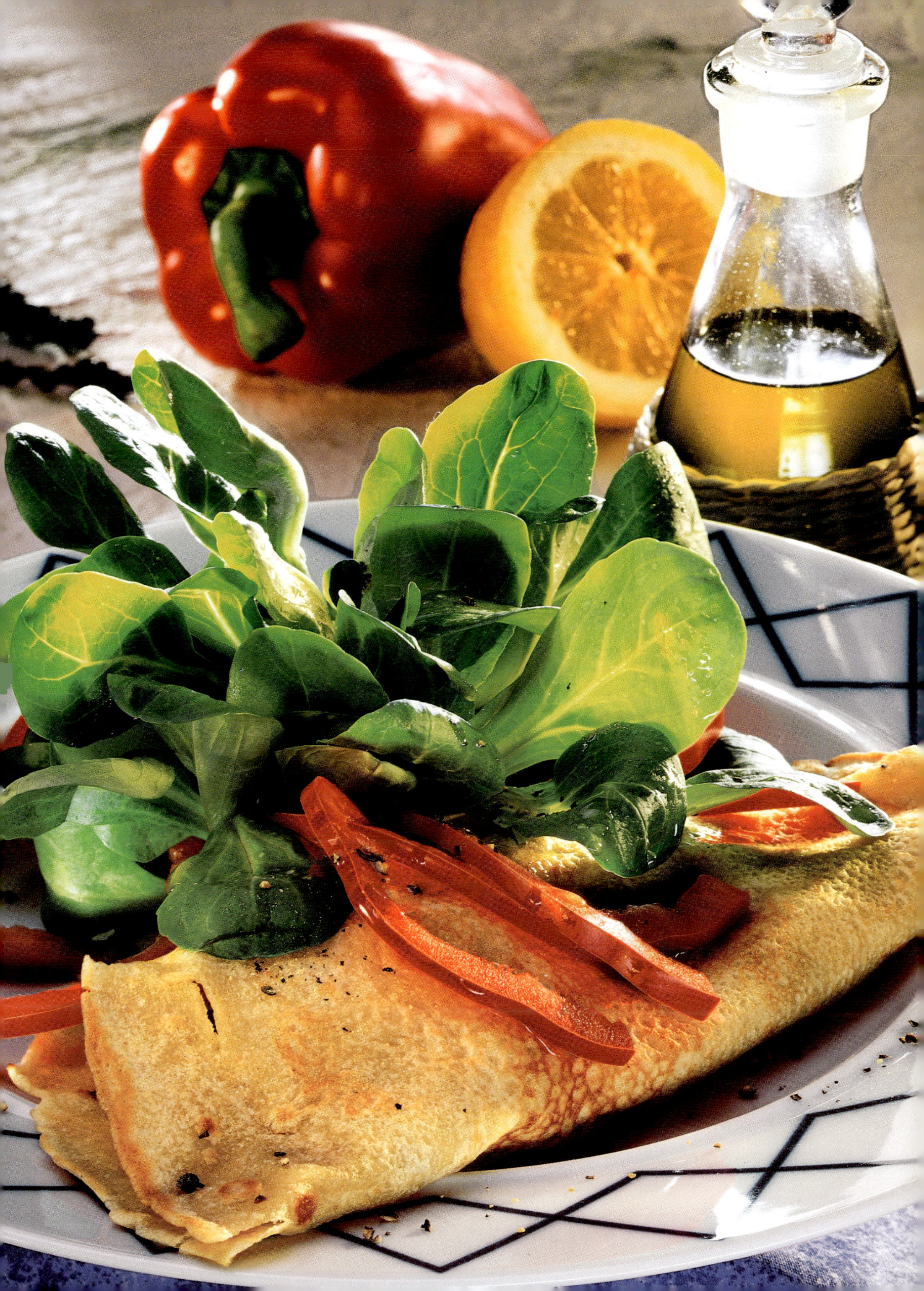

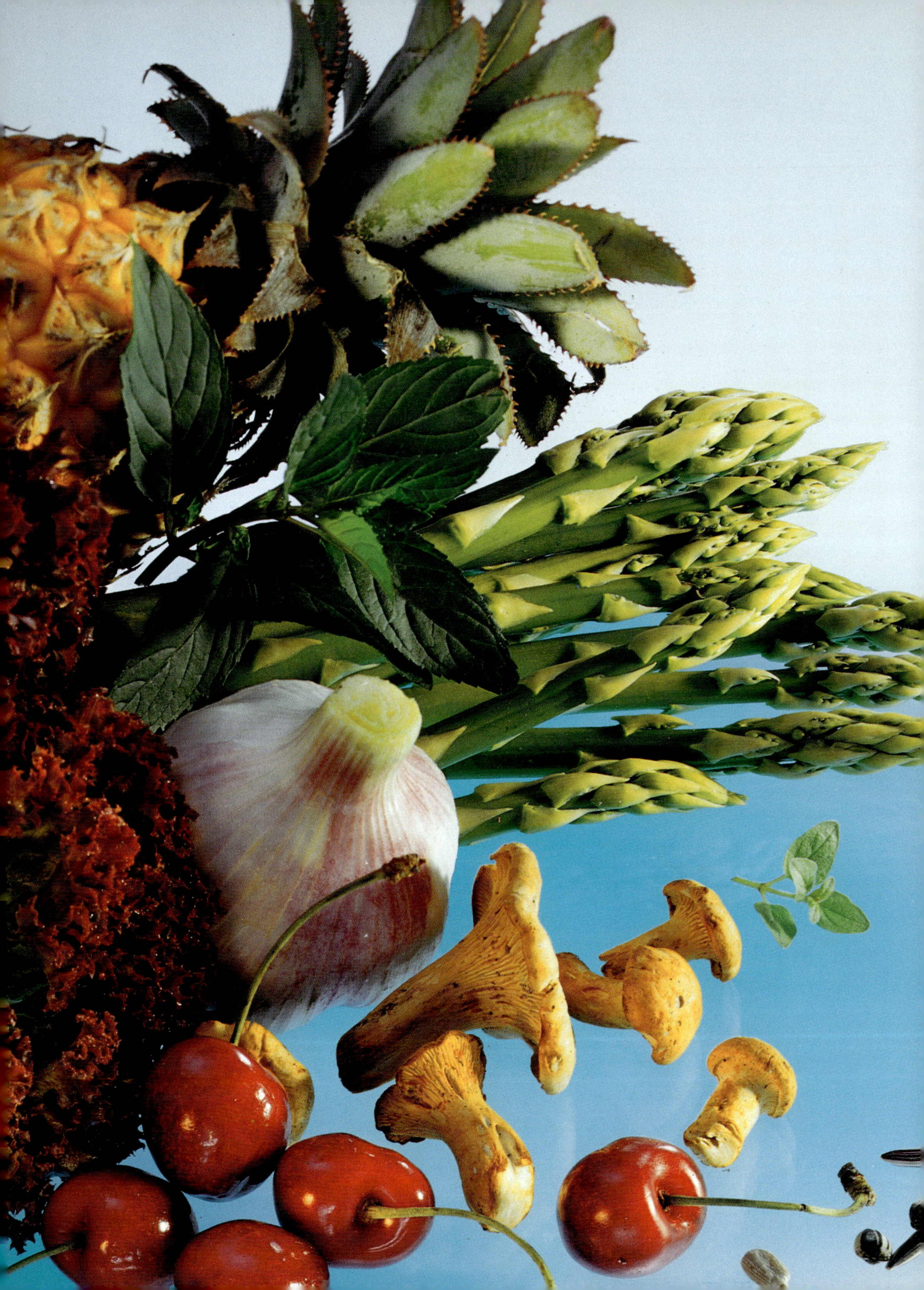

3. Tag

der 4-Tage-Rotation

Die jeweils dritten Tage der J.-P.-Immun-Diät stehen ganz im Zeichen von Hirse, Mais und Hafer. Zum Frühstück kann man dazu verschiedene Steinobstarten wie Pflaumen, Kirschen, Nektarinen und Pfirsiche verzehren. An Fleisch und Milchprodukten ist heute alles vorgesehen, was von Lamm, Schaf, Ziege und Geflügel stammt, also auch Eier. Die Gemüseauswahl kann zwischen Spinat, Spargel und Avocado getroffen werden sowie alle Arten von Pilzen mit berücksichtigen. Nur an diesem Tag steht Bohnenkaffee auf dem Programm, und man kann ihn dann auch richtig genießen.

Frühstücke und Desserts

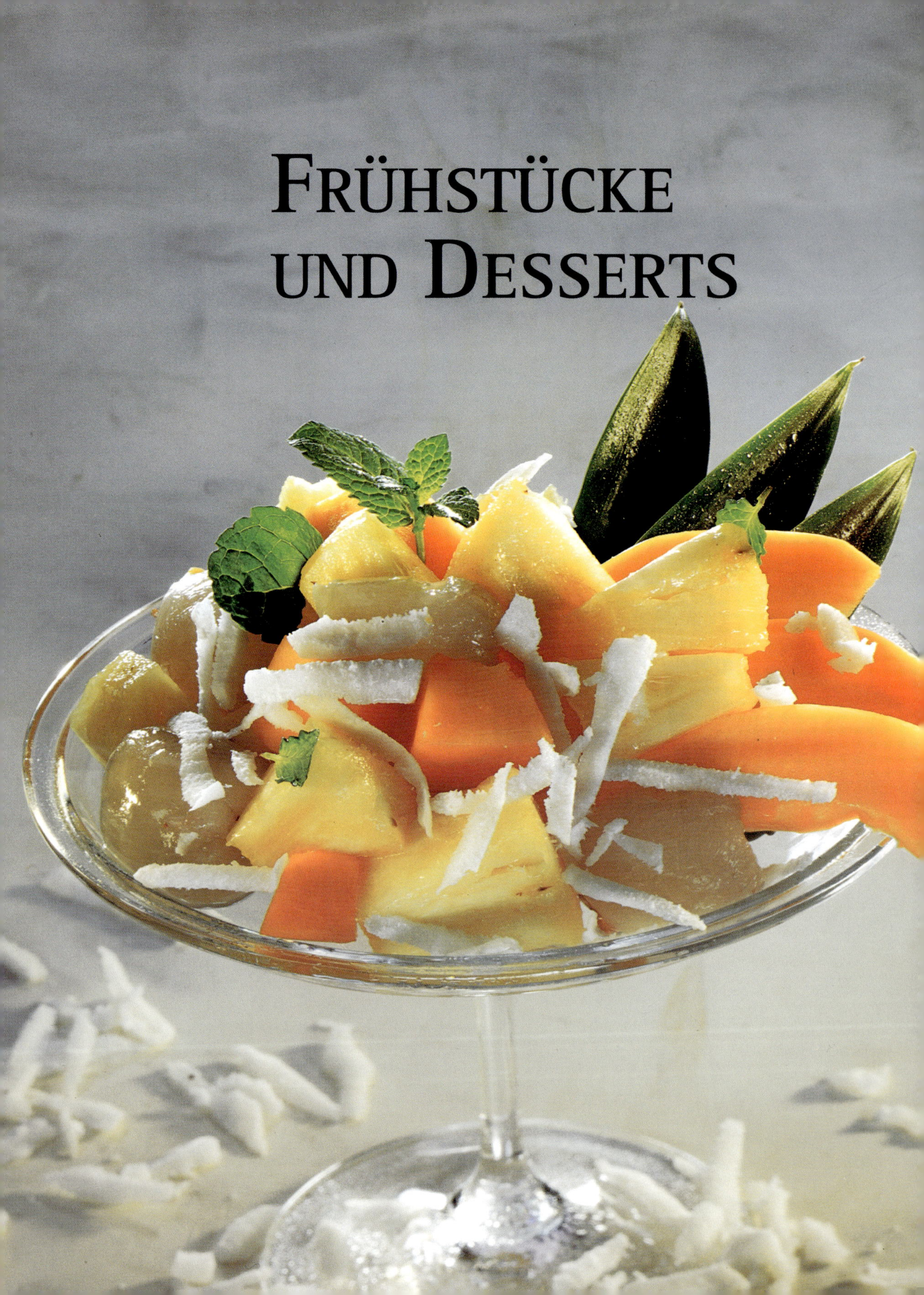

Hirsemüsli mit Papaya

Für 1 Portion

1 kleine Papaya
5 EL Hirseflocken
100 ml Kirschsaft (Muttersaft)

Zubereitungszeit 5 Minuten

❶ Die Papaya waschen, abtrocknen und der Länge nach halbieren. Die schwarzen Samen entfernen, das Fruchtfleisch in schmale Spalten schneiden und schälen. Auf einem Teller anrichten.

❷ Die Hirseflocken in einem Schälchen mit dem Kirschsaft begießen. Zur Papaya servieren.

► **Pro Portion**
1112/266 kJ/kcal • 6 g Eiweiß
2 g Fett • 51 g Kohlenhydrate
7 g Ballaststoffe

► **Getränk**
Zinnkrauttee

► **Variante**
Hirseflocken schmecken auch gut mit Kirschen. Oder Sie kombinieren sie mit frischer Ananas und etwas Ananassaft.

Exotischer Fruchtsalat

Für 1 Portion

300 g frische Ananas
100 g frische Litschi
100 g Papaya
50 g Kokosraspel
1 Zweig Minze

Zubereitungszeit 15 Minuten

❶ Die Ananas schälen, halbieren, den Strunk entfernen und das Fruchtfleisch in kleine Würfel schneiden. Die Litschis schälen. Die Papaya schälen, die schwarzen Samen entfernen und das Fruchtfleisch klein würfeln.

❷ Das Obst mit den Kokosraspel vermischen. In ein Glasschälchen füllen und mit Minze dekorieren.

► **Pro Portion**
1747/418 kJ/kcal • 4 g Eiweiß
18 g Fett • 52 g Kohlenhydrate
14 g Ballaststoffe

► **Variante**
Frisches Obst als Dessert ist zu jeder Jahreszeit zu empfehlen. Am Tag 3 können es etwa Kirschen, Nektarinen oder Pflaumen sein.

Zum Frühstück an jedem dritten Tag im Zyklus der J.-P.-Immun-Diät können Sie Zinnkrauttee trinken. Er hilft bei Blasen- und Nierenerkrankungen, da er stark entwässernd wirkt. Alternativ kann man auch Pfefferminz-, Kamillen- oder Schafgarbentee trinken.

Menthol ist jene Substanz, welcher der Pfefferminztee seine Heilwirkungen verdankt. Er hilft bei Magen-, Darm- und Gallenbeschwerden ebenso wie bei Übelkeit und Erbrechen. Auch Schafgarbentee lindert diese Symptome und hilft zudem bei Frauenleiden.

Nektarinen-Maismüsli

Für 1 Portion

- 2 Nektarinen
- 4 EL Maisflocken
- 200 ml Pfirsichsaft (Muttersaft)
- 1 TL Zuckerrübensirup

Zubereitungszeit 5 Minuten

❶ Die Nektarinen schälen und das Fruchtfleisch in Spalten vom Kern trennen. In ein Schälchen füllen.

❷ Die Maisflocken darüber streuen und mit Pfirsichsaft begießen. Nach Bedarf mit Zuckerrübensirup süßen.

► Pro Portion
1542/369 kJ/kcal • 7 g Eiweiß
2 g Fett • 75 g Kohlenhydrate
11 g Ballaststoffe

► Getränk
Pfefferminztee

Pflaumen-Hafermüsli

Für 1 Portion

- 6 frische Pflaumen
- 5 EL Haferflocken
- 200 ml Pflaumensaft

Zubereitungszeit 5 Minuten

❶ Die Pflaumen waschen, trockentupfen, halbieren, Kerne entfernen, das Fruchtfleisch klein schneiden.

❷ Die Pflaumen in ein Schälchen geben. Die Haferflocken darüber streuen. Den Saft dazugießen.

► Pro Portion
1689/404 kJ/kcal • 8 g Eiweiß
4 g Fett • 76 g Kohlenhydrate
9 g Ballaststoffe

► Getränk
Schafgarbentee

► Variante
Servieren Sie die Haferflocken mit Kokosflocken, Kirschen und Kirschsaft.

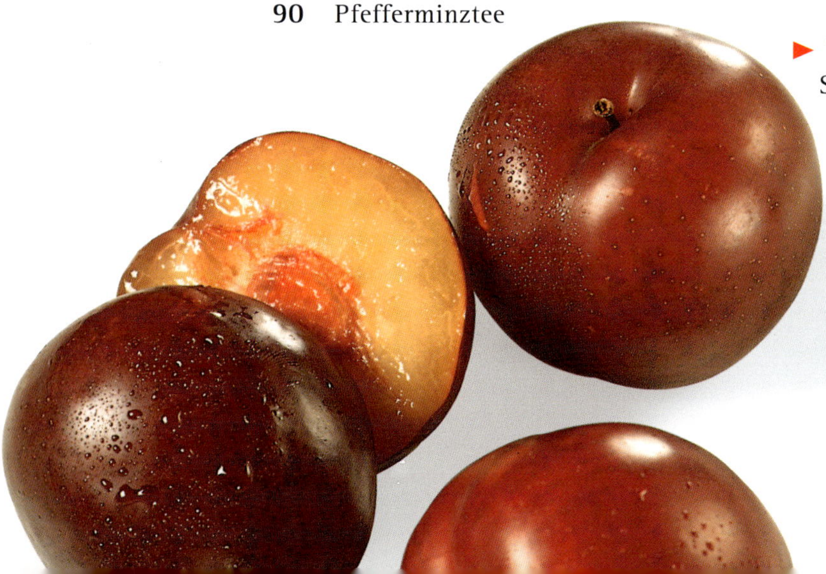

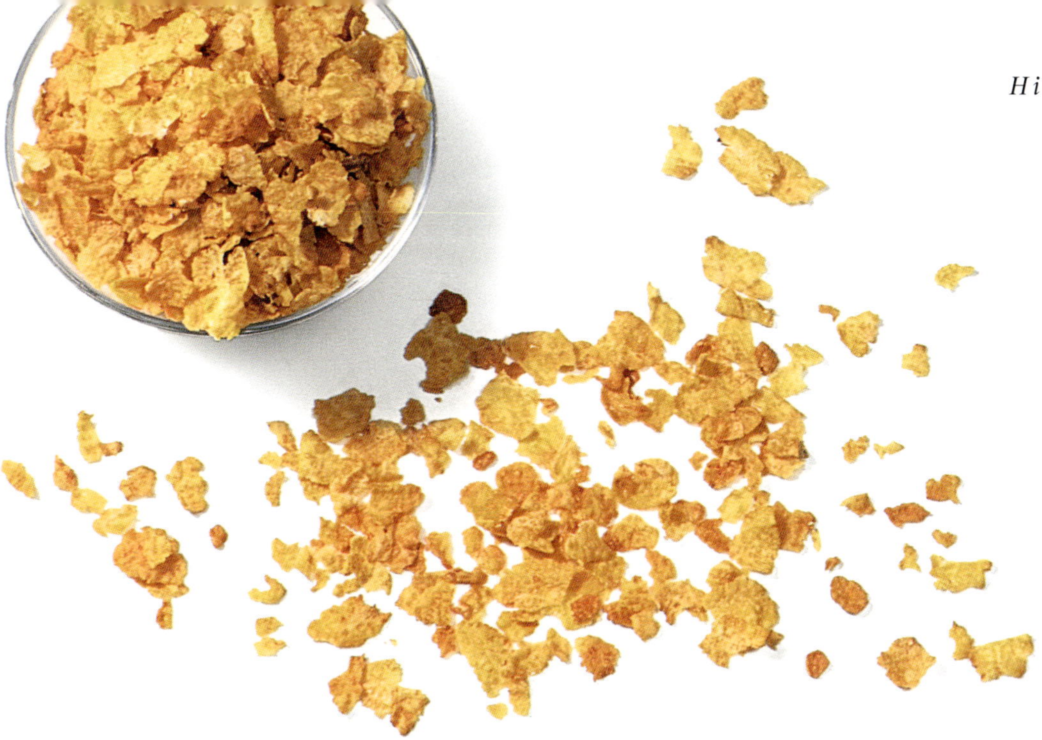

Hirsebrei

Für 1 Portion
100 g Hirse
50 g Sauerkirschen
25 g Kokosraspel

Zubereitungszeit 40 Minuten

❶ Die Hirse erst kalt, dann heiß waschen. Mit 250 Millilitern Wasser bedecken und aufkochen. Temperatur reduzieren, Hirse zugedeckt bei schwacher Hitze ohne Umrühren 20 Minuten ausquellen lassen. Von der Kochstelle nehmen und 10 Minuten nachquellen lassen.

❷ Die Kirschen waschen und entsteinen.

❸ Kokosraspel und Kirschen – bis auf eine – unter den Hirsebrei mischen. Mit der Kirsche dekorieren.

► **Pro Portion**
2006/480 kJ/kcal • 12 g Eiweiß
12 g Fett • 72 g Kohlenhydrate
10 g Ballaststoffe

► **Getränk**
Kamillentee

Der Hirsebrei schmeckt sowohl mit frischen Sauerkirschen als auch mit Früchten aus dem Glas.

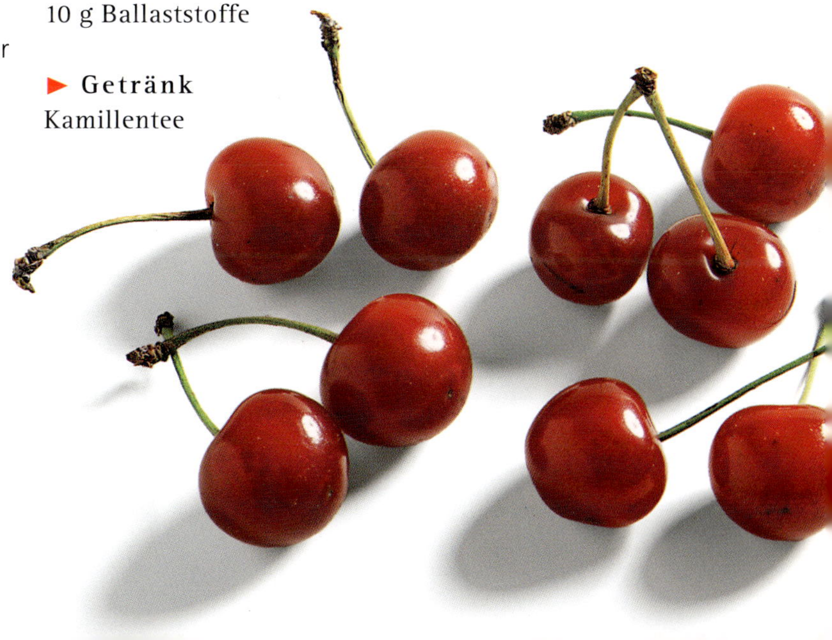

Sonntagsfrühstück: Rührei mit grünem Spargel

Zum Frühstück am jeweils dritten Tag des Rotationszyklus darf man sich eine Eierspeise gönnen – am Sonntag haben Sie dafür sicherlich Zeit. Außerhalb der Spargelsaison bieten sich auch Champignons, Pfifferlinge oder Steinpilze für dieses Gericht an.

Für 1 Portion

500 g grüner Spargel
Salz
50 g Butter
2 Eier
1 TL Mineralwasser
Basilikum

Zubereitungszeit 25 Minuten

❶ Den Spargel waschen, die Enden abschneiden und die Stangen, wenn überhaupt, nur im unteren Drittel schälen. Etwa 1 1/2 Liter Wasser mit Salz und wenig Butter aufkochen. Den Spargel einlegen, in etwa 15 Minuten gar kochen.

❷ In der Zwischenzeit die Eier in einem Schälchen aufschlagen und mit dem Mineralwasser und etwas Salz verquirlen. Die restliche Butter in einer Pfanne erhitzen und das Rührei zunächst darin stocken lassen und erst dann verrühren.

❸ Den Spargel herausheben, abtropfen lassen und auf einem Teller anrichten. Das Rührei dazugeben und mit frischem Basilikum garnieren. Sofort servieren.

Ein leckeres Sonntagsfrühstück, das sich auch gut als kleines Hauptgericht eignet *(Seite 93).*

► **Pro Portion**
2847/681 kJ/kcal • 27 g Eiweiß
55 g Fett • 11 g Kohlenhydrate
7 g Ballaststoffe

► **Getränk**
Zinnkrauttee

TIPP

Falls Sie bisher noch keinen grünen Spargel zubereitet haben, sollten Sie dieses einfache Rezept ausprobieren. Grüner Spargel unterscheidet sich von weißem Spargel durch seine Anbaumethode; er wächst nicht in dunklen Erdwällen, sondern an der frischen Luft heran. Durch die Sonneneinstrahlung färbt er sich ganz normal grün, wie jede andere Pflanze auch. Grüner Spargel ist deshalb auch vitaminreicher: Er enthält etwa doppelt so viel Vitamin C wie weißer Spargel. Zudem schmeckt grüner Spargel herzhafter.

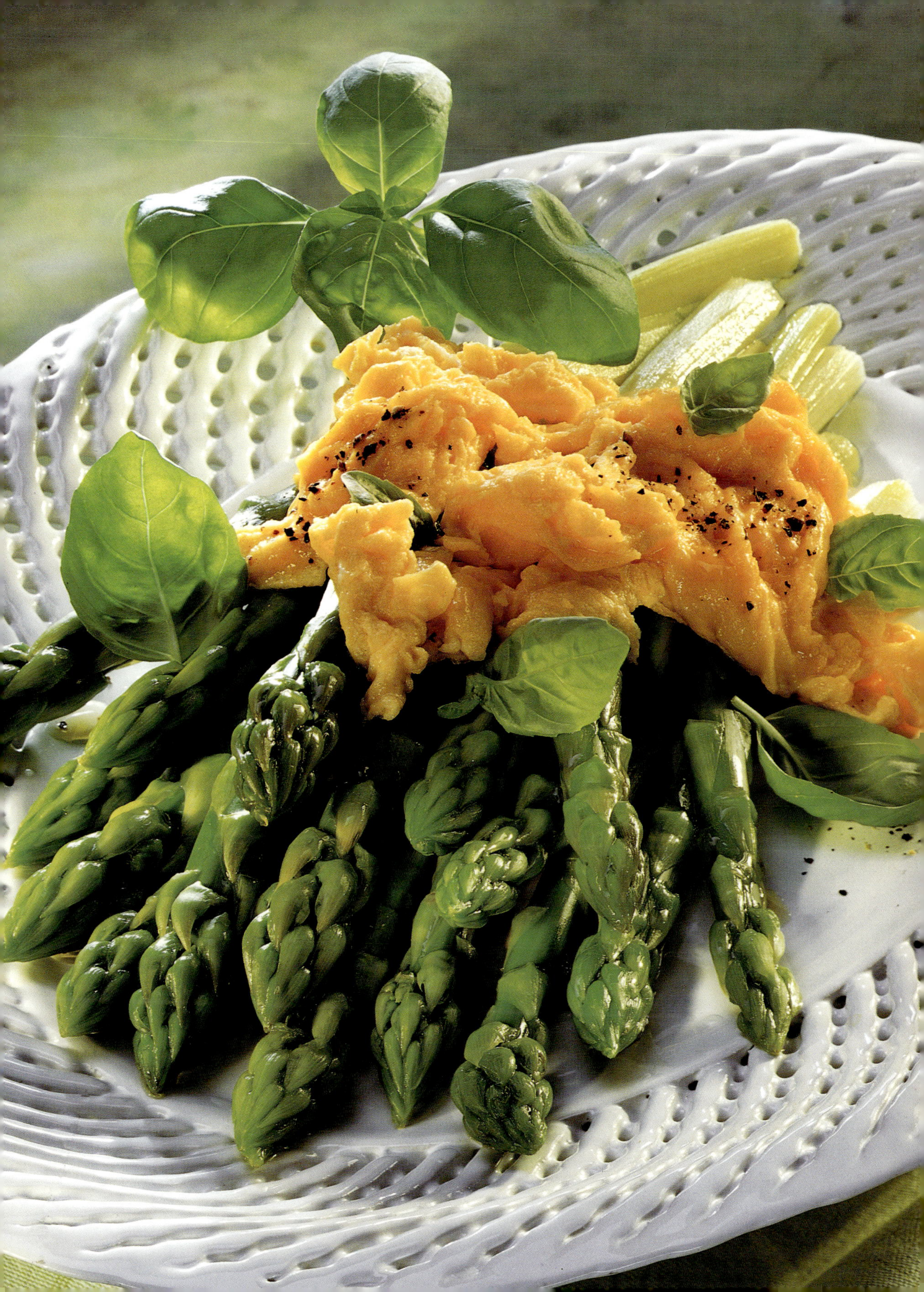

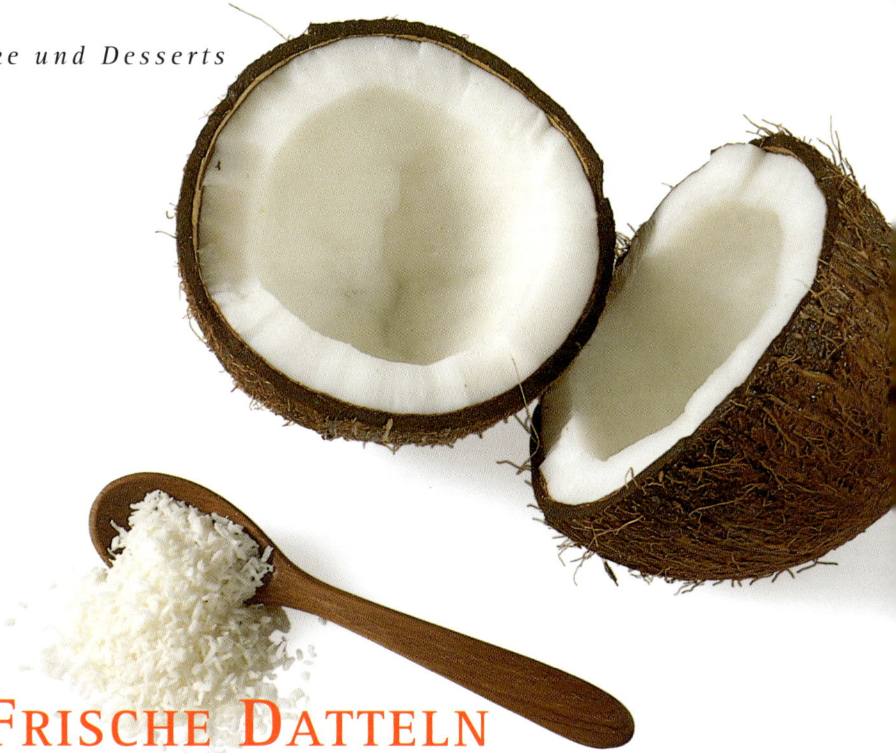

Frische Datteln mit Ziegenkäse

Alles, was an Milchprodukten von Ziege und Schaf stammt, steht am Tag 3 auf der Speisekarte. Daher kann man die Datteln ebenso mit Dickmilch, Joghurt, Quark oder anderem Käse aus der entsprechenden Milch verzehren.

Für 1 Portion

6 Datteln

100 g Ziegenfrischkäse

1 Zweig Rosmarin

Zubereitungszeit 5 Minuten

► **Pro Portion**
2579/617 kJ/kcal • 15 g Eiweiß
13 g Fett • 100 g Kohlenhydrate
13 g Ballaststoffe

❶ Datteln halbieren, entsteinen. Ziegenkäse in Stücke teilen.

❷ Die Datteln mit der Schnittfläche nach unten auf eine Seite des Tellers legen. Den Ziegenkäse auf der anderen Tellerhälfte dekorativ anrichten. Mit dem Rosmarinzweig belegen.

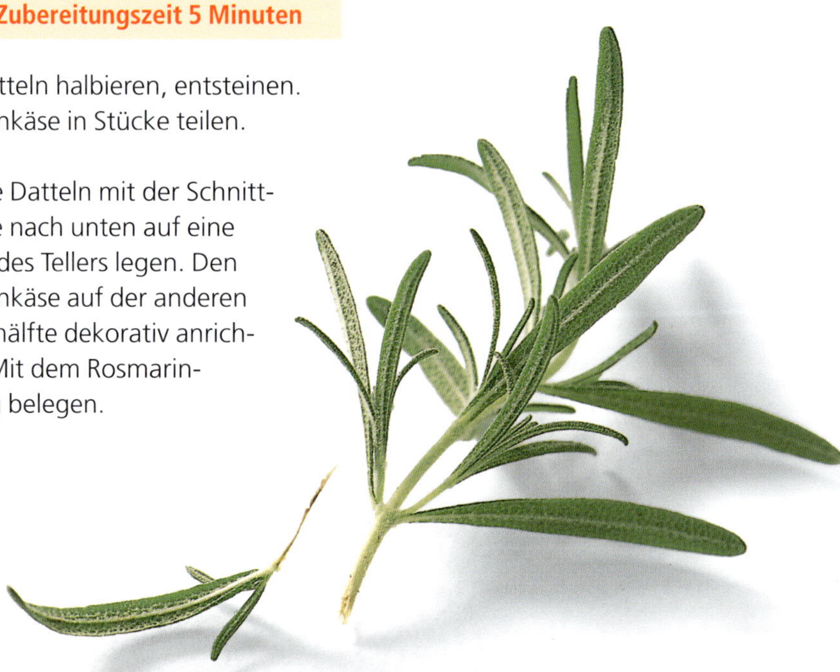

Ricotta mit Pfirsich

Für 1 Portion
1 Pfirsich
200 g Ricotta aus Schafsmilch (ohne Salz)
Puderzucker

Zubereitungszeit 15 Minuten

❶ Backofen auf 180 °C (Umluft 160 °C, Gas Stufe 2–3) vorheizen.

❷ Pfirsich waschen, nach Bedarf schälen, den Stielansatz entfernen und das Fruchtfleisch in dünnen Spalten vom Stein schneiden.

❸ Ricotta in 1 Zentimeter dicke Scheiben schneiden. Mit den Pfirsichspalten auf einen feuerfesten Teller legen. Im Backofen 10 Minuten oder in der Mikrowelle 1 Minute erwärmen. Unmittelbar vor dem Servieren Früchte und Teller mit wenig Puderzucker bestäuben.

► **Pro Portion**
1806/432 kJ/kcal
23 g Eiweiß
26 g Fett
19 g Kohlenhydrate
2 g Ballaststoffe

Pflaumenkompott

Für 1 Portion
500 g Pflaumen
1 TL Zimtzucker
50 g Kokosraspel

Zubereitungszeit 20 Minuten

Die Pflaumen waschen, halbieren und entsteinen. Mit Wasser bedecken, würzen, kurz aufkochen lassen und bei schwacher Hitze weich kochen. Das Kompott abkühlen lassen und mit den Kokosraspeln bestreuen.

► **Pro Portion**
2077/497 kJ/kcal • 5 g Eiweiß
18 g Fett • 68 g Kohlenhydrate
13 g Ballaststoffe

Obst zu Kompott einzukochen, ist eine gute Möglichkeit, es für einige Zeit haltbar zu machen. Dafür gibt man das Kompott im kochenden Zustand in saubere Schraubgläser, verschließt diese und stellt sie beim Abkühlen auf den Kopf, damit sich ein Vakuum bildet.

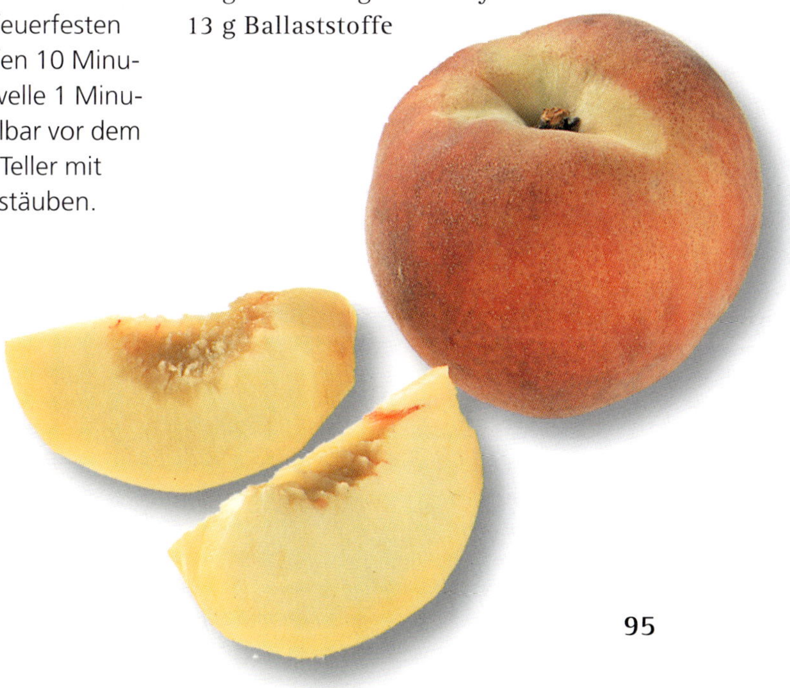

HAUPTMAHLZEITEN

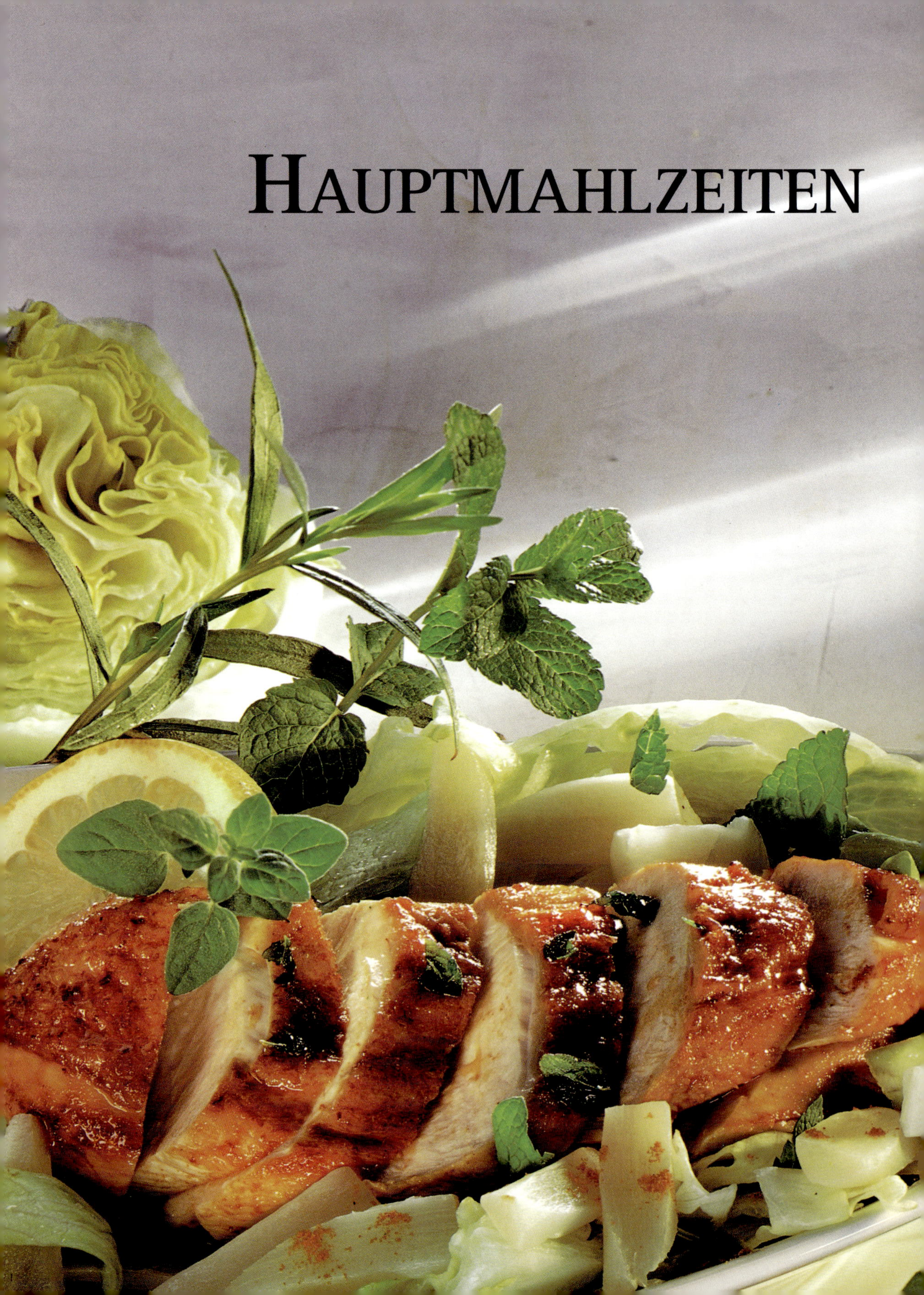

Gebratene Hühnerbrust auf Eisbergsalat

Für 1 Portion

100 g Eisbergsalat
50 g Palmherzen
3 EL Estragonessig
1 EL Sonnenblumenöl
Estragon
Minze
150 g Hühnerbrust
20 g Kokosfett
Currypulver
Majoran
Salz

Zubereitungszeit 30 Minuten

❶ Den Salat putzen, waschen und trockenschleudern. Die Palmherzen in mundgerechte Stücke schneiden. Beides auf einem Teller anrichten.

❷ Den Essig und das Öl miteinander verrühren und mit Estragon und Minze würzen. Das Dressing über Salat und Palmherzen träufeln.

❸ Die Hühnerbrust kurz unter fließendem kaltem Wasser abspülen und trockentupfen.

❹ Das Kokosfett erhitzen und die Hühnerbrust darin von beiden Seiten scharf anbraten. Mit Currypulver, Majoran und Salz würzen. Sobald die Hühnerbrust gar, schön knusprig und braun ist, herausnehmen und in Scheiben schneiden.

❺ Die Fleischscheiben auf dem Salat anrichten und sofort servieren.

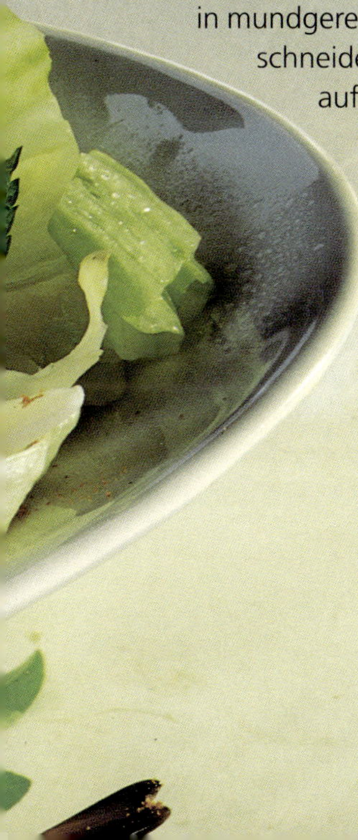

► Pro Portion
2015/482 kJ/kcal • 36 g Eiweiß
31 g Fett • 4 g Kohlenhydrate
3 g Ballaststoffe

► Variante
Sie können auch geräucherte, dünn aufgeschnittene Putenbrust mit dem Salat anrichten.

Palmherzen sind der zarte Inhalt der sprießenden Blattstiele bestimmter Palmenarten. Sie sind eine echte Delikatesse und werden in Dosen konserviert angeboten.

Pikanter Hirseauflauf

Hirse, die älteste Kulturpflanze der Welt, fördert durch ihren hohen Kieselsäuregehalt die Gesunderhaltung von Fingernägeln, Haaren und Zähnen.

Für 1–2 Portionen
- **175 g Hirse**
- **1/2 TL Currypulver**
- **100 g Schafskäse (Hartkäse)**
- **Oregano**
- **Estragon**
- **25 g Butter**
- **2 Eier**

Zubereitungszeit 50 Minuten

❶ Die Hirse erst kalt, dann heiß waschen. Mit 300 Millilitern Wasser bedecken, mit Currypulver würzen und aufkochen. Sobald das Wasser kocht, die Temperatur reduzieren und die Hirse bei schwacher Hitze in 15 Minuten ausquellen lassen.

❷ Käse reiben. Kräuter waschen, trocknen und fein hacken. Die Hälfte vom Käse, die Kräuter und etwas Butter unter die Hirse rühren.

❸ Eine feuerfeste Form mit der restlichen Butter ausstreichen und die Hirsemasse einfüllen. Den restlichen Käse darüber streuen. Die Eier verquirlen und darüber gießen.

❹ Die Form in den kalten Backofen stellen. Auf 200 °C (Umluft 180 °C, Gas Stufe 3–4) hochheizen und den Auflauf etwa 20 Minuten backen.

► Pro Portion (2 Portionen)
2490/596 kJ/kcal
22 g Eiweiß
27 g Fett
59 g Kohlenhydrate
6 g Ballaststoffe

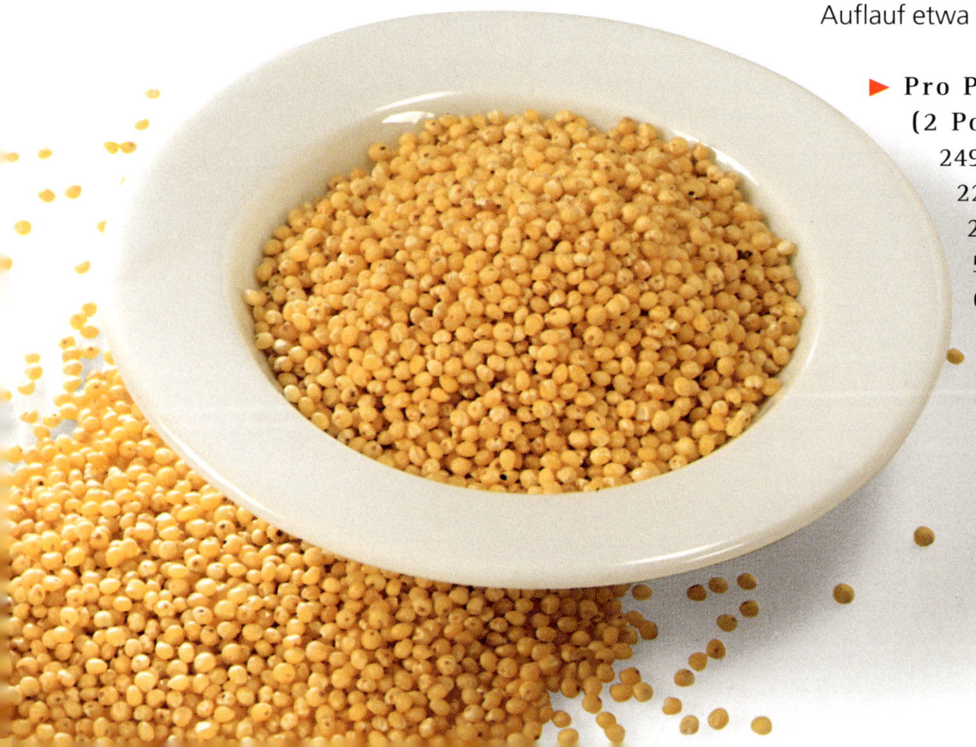

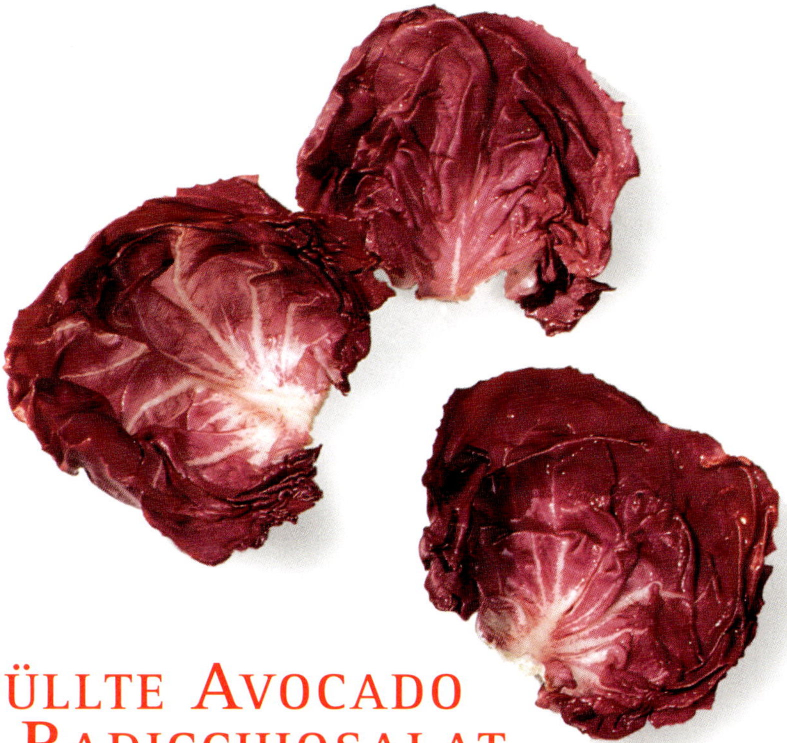

Gefüllte Avocado auf Radicchiosalat

Für 1 Portion

100 g Radicchio
Estragonessig
Salz
1 reife Avocado
100 g Ziegenfrischkäse
1/4 Knoblauchzehe
Estragon, Rosmarin

Zubereitungszeit 15 Minuten

❶ Salat waschen. Auf einen Teller legen, mit Essig und Salz würzen.

❷ Die Avocado der Länge nach halbieren und den Kern entfernen. Das Fruchtfleisch vorsichtig aus der Schale lösen und mit dem Käse im Mixer kurz pürieren. Den Knoblauch abziehen, über das Püree pressen und mit 1 Prise Estragon würzen.

❸ Püree in die Avocadoschalen füllen und mit 1 Zweig Rosmarin garnieren. Auf den Salat setzen, sofort servieren.

► **Pro Portion**
2817/674 kJ/kcal • 17 g Eiweiß
57 g Fett • 13 g Kohlenhydrate • 6 g Ballaststoffe

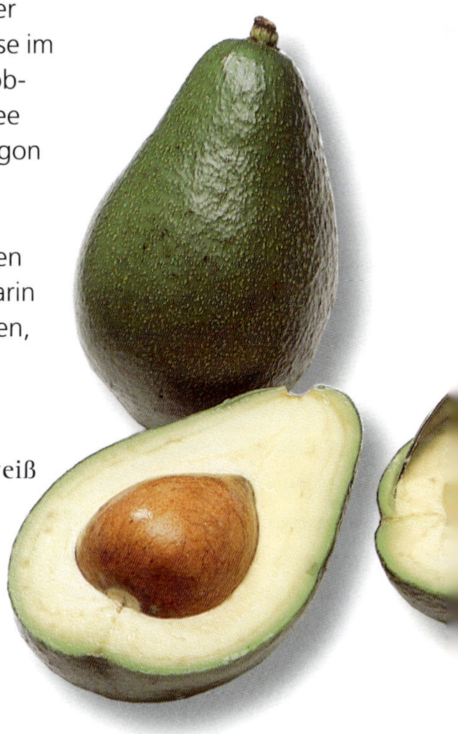

Gegrillte Putenbrust auf Spargel

Selbstverständlich kann man die gegrillte Putenbrust auch mit grünem Spargel zubereiten. Das geht schneller, denn grüner Spargel braucht kaum geschält zu werden – lediglich die Enden soll man abschneiden und, nach Bedarf, die Stangen nur im unteren Drittel schälen. Auch verringert sich die Kochzeit um ein paar Minuten, da die Stangen meist dünner als die von Bleichspargel sind.

Putenbrust und Spargel: Eine Köstlichkeit für ganz besondere Anlässe *(Seite 101).*

Für 1 Portion

500 g Spargel

20 g Süßrahmbutter

150 g gegrillte Putenbrust (vom Metzger)

Zubereitungszeit 25 Minuten

❶ Den Spargel unter fließendem kaltem Wasser kurz waschen, dabei darauf achten, dass die Köpfe gründlich gespült werden. Vorsichtig trockentupfen.

❷ Die Stangen ab dem Kopf von oben nach unten schälen. Die harten Enden 3 bis 5 Millimeter breit – wenn der Spargel holzig ist, noch großzügiger – abschneiden. Damit die Stangen nicht einzeln im Kochwasser schwimmen, empfiehlt es sich, alle Stangen vor dem Kochen mit Küchengarn zusammenzubinden, allerdings dürfen die empfindlichen Köpfe nicht umwickelt werden.

❸ In einem entsprechend großen Topf genügend Wasser zum Kochen bringen. Den Spargel einlegen und in etwa 15 Minuten gar kochen. Die Stangen sollen noch so fest sein, dass sie sich zwar leicht durchbiegen, aber nicht nach unten hängen, wenn man sie mittig hält.

❹ Den Spargel aus dem Wasser heben und in einem Sieb gut abtropfen lassen. Die Stangen auf einen Teller legen und obenauf Butterflocken setzen.

❺ Die Putenbrust in Scheiben schneiden und neben dem Spargel anrichten. Sofort servieren.

► **Pro Portion**
1781/426 kJ/kcal • 47 g Eiweiß
18 g Fett • 10 g Kohlenhydrate
7 g Ballaststoffe

TIPP

Gemäß den Rotationsrichtlinien der J.-P.-Immun-Diät können Sie als Ersatz für Putenbrust auch das Fleisch von Huhn, Ente, Gans, Truthahn, Perlhuhn, Fasan oder Wachtel zubereiten.

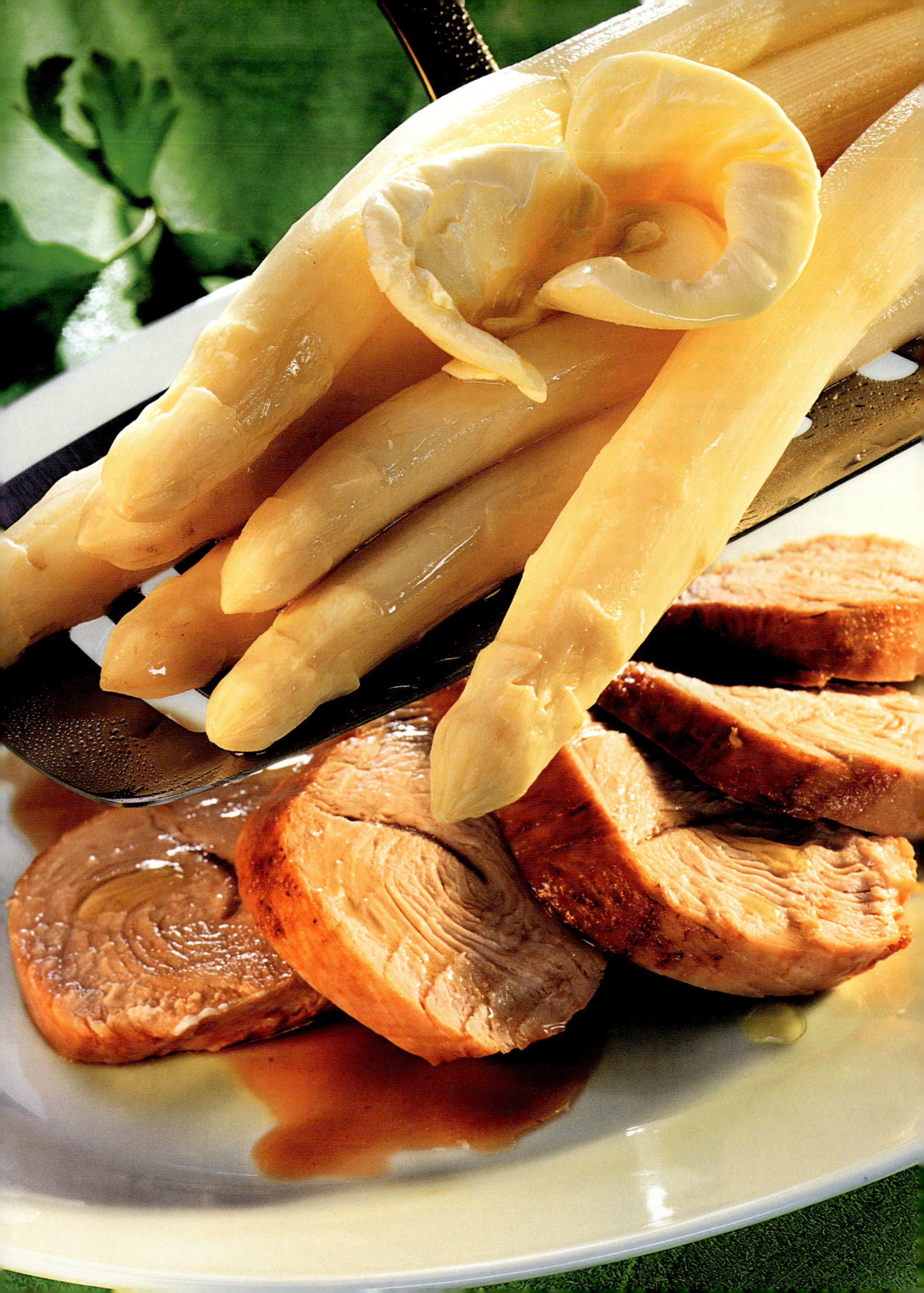

Hühnerleber mit Polenta

Leber ist ein guter Lieferant für Vitamine und Mineralstoffe, da sie als zentrales Organ im tierischen Körper für die Speicherung vieler Stoffe zuständig ist. In den Handel gelangen nur Innereien von jungen Tieren, weshalb die Befürchtung unbegründet ist, Leber sei durch Schadstoffe belastet.

Für 1 Portion

- 1/4 l Wasser
- 1 Prise Salz
- 60 g Maisgrieß
- 2 EL Maiskeimöl
- 100 g Kopfsalat
- 2 EL Estragonessig
- 100 g Hühnerleber
- Majoran, Thymian

Zubereitungszeit 45 Minuten

1. Für die Polenta Wasser und Salz in einem großen Topf aufkochen. Den Maisgrieß unter ständigem Rühren einrieseln und aufkochen lassen. Die Hitze reduzieren und so lange weiterrühren, bis sich die Polentamasse als Kloß vom Topfboden löst. Die Masse auf einem Teller flach verstreichen und etwa 15 Minuten abkühlen lassen.

2. Die Hälfte des Öls erhitzen und die Polenta darin ausbacken. Auf einen Teller legen und warm stellen.

3. Salat putzen, waschen, trockenschleudern. Mit Essig würzen.

4. Leber waschen und trockentupfen. Das restliche Öl erhitzen, die Leber darin von allen Seiten braten. Mit Majoran und Thymian würzen.

5. Die Leber zu der Polentaschnitte legen und den Kopfsalat separat dazu servieren.

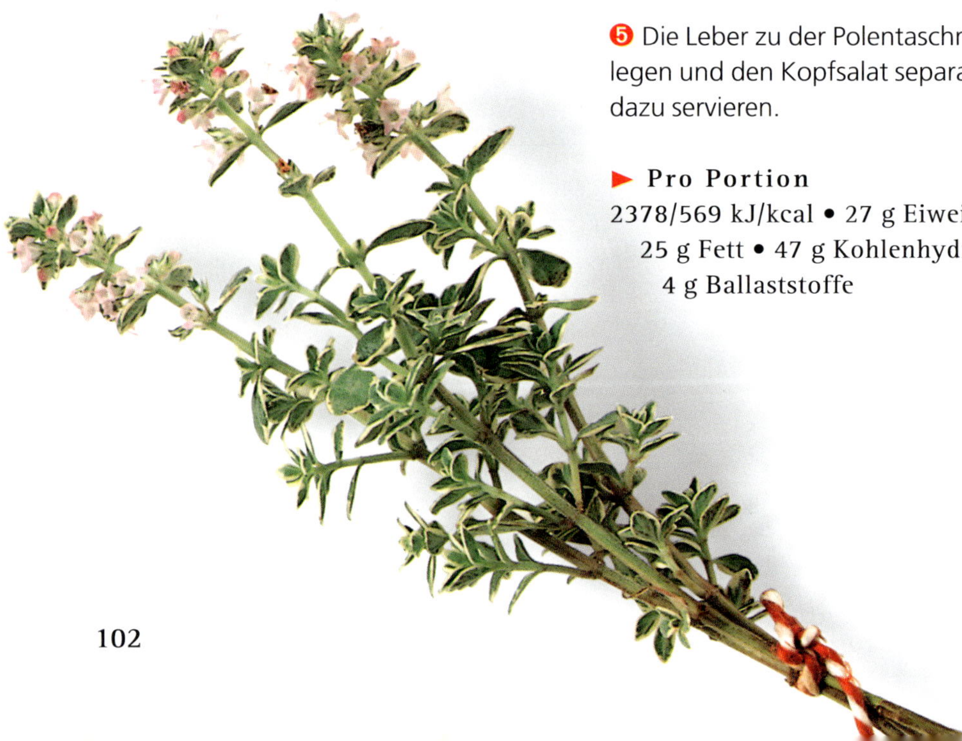

► Pro Portion
2378/569 kJ/kcal • 27 g Eiweiß
25 g Fett • 47 g Kohlenhydrate
4 g Ballaststoffe

Putengeschnetzeltes mit Pfirsich

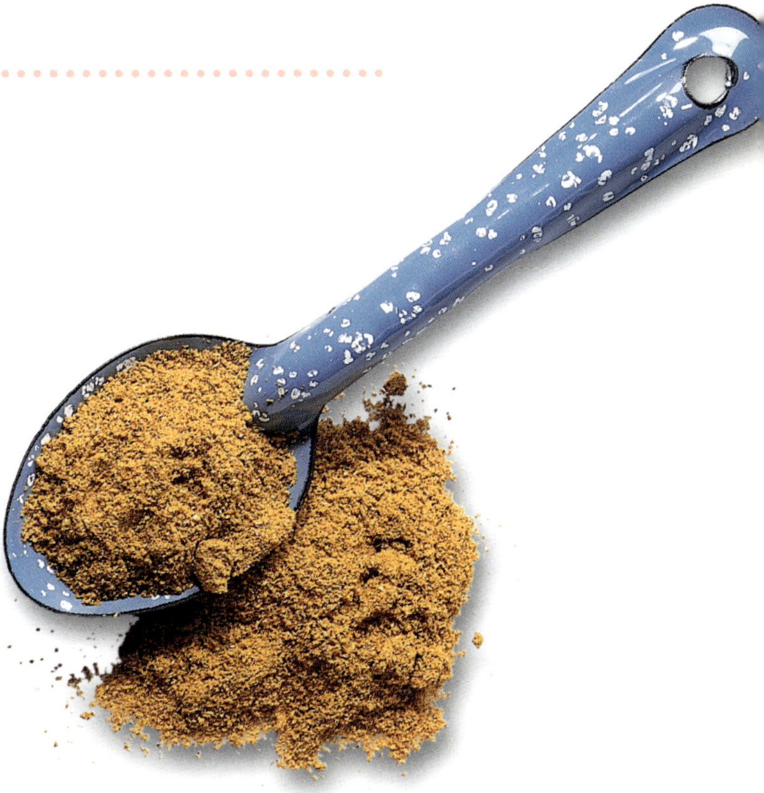

Für 1 Portion
150 g Putenschnitzel
Salz, Currypulver
20 g Kokosfett
1 Pfirsich

Zubereitungszeit 15 Minuten

❶ Das Putenschnitzel unter fließendem kaltem Wasser waschen und trockentupfen. In Streifen schneiden, leicht salzen und mit Currypulver bestäuben.

❷ Das Kokosfett erhitzen und die Putenstreifen darin von allen Seiten scharf anbraten. Die Hitze reduzieren und das Fleisch zugedeckt gar schmoren lassen.

❸ In der Zwischenzeit den Pfirsich waschen, den Stielansatz entfernen. Fruchtfleisch in Spalten vom Stein schneiden. Das Obst zum Putengeschnetzelten geben und etwa 5 Minuten mitschmoren.

► Pro Portion
1785/427 kJ/kcal • 37 g Eiweiß
21 g Fett • 13 g Kohlenhydrate
2 g Ballaststoffe

► Variante
Statt Pfirsich können Sie auch Ananas verwenden.

TIPP

Schneiden Sie Putenschnitzel immer quer zur Faser, dann wird das Fleisch beim Braten schön zart.

Currypulver ist eine aus Indien stammende Gewürzmischung aus vielen verschiedenen Gewürzen, wie beispielsweise Cayennepfeffer, Nelken, Ingwer, Kardamom, Muskatnuss, Piment und Zimt.

Lammkotelett mit Maiskolben

Die rote, leicht ins Violette gehende Farbe des Radicchio sorgt dafür, dass dieses Gericht viele Blicke auf sich zieht. Mit seinem herben Geschmack passt der Salat gut zu Lamm.

Für 1 Portion

- 150 g Maiskolben
- Salz
- 3 kleine Lammkoteletts
- 1/2 Knoblauchzehe
- Majoran
- Thymian
- 4 EL Maiskeimöl
- 100 g Radicchio
- 1 Zweig frische Minze
- 2 EL Estragonessig

Zubereitungszeit 35 Minuten

❶ Von dem Maiskolben alle Blätter und Fäden entfernen. In einem Topf so viel leicht gesalzenes Wasser aufkochen, dass der Maiskolben damit bedeckt werden kann. Den Maiskolben einlegen und bei mittlerer Hitze in 20 Minuten weich kochen. Herausnehmen und gut abtropfen lassen.

❷ Die Lammkoteletts kurz unter fließendem kaltem Wasser abspülen und trockentupfen. Den Knoblauch abziehen, durch eine Knoblauchpresse drücken und das Fleisch damit einreiben. Mit Majoran, Thymian und Salz würzen.

❸ Die Lammkoteletts in 3 Esslöffeln Öl scharf anbraten. Den Maiskolben mitbraten, bis das Fleisch gar ist.

❹ In der Zwischenzeit den Radicchio putzen, waschen, die Blätter grob zerpflücken und auf einem Teller anrichten. Die Minze waschen, trockentupfen und fein hacken. Das restliche Öl mit Essig, Minze und etwas Salz verrühren und über den Salat geben.

❺ Das Fleisch mit dem Maiskolben zum Salat servieren.

► **Pro Portion**
4540/1086 kJ/kcal • 38 g Eiweiß
67 g Fett • 67 g Kohlenhydrate
10 g Ballaststoffe

Frische Kräuter und Gewürze machen das Lammfleisch zu einem exquisiten Genuss und wirken gleichzeitig positiv auf Stoffwechsel und Immunsystem *(Seite 105).*

TIPP

Würzen Sie die Lammkoteletts alternativ mit Oregano und Rosmarin. Diese ebenfalls im Mittelmeerraum beheimateten Gewürze duften sehr intensiv.

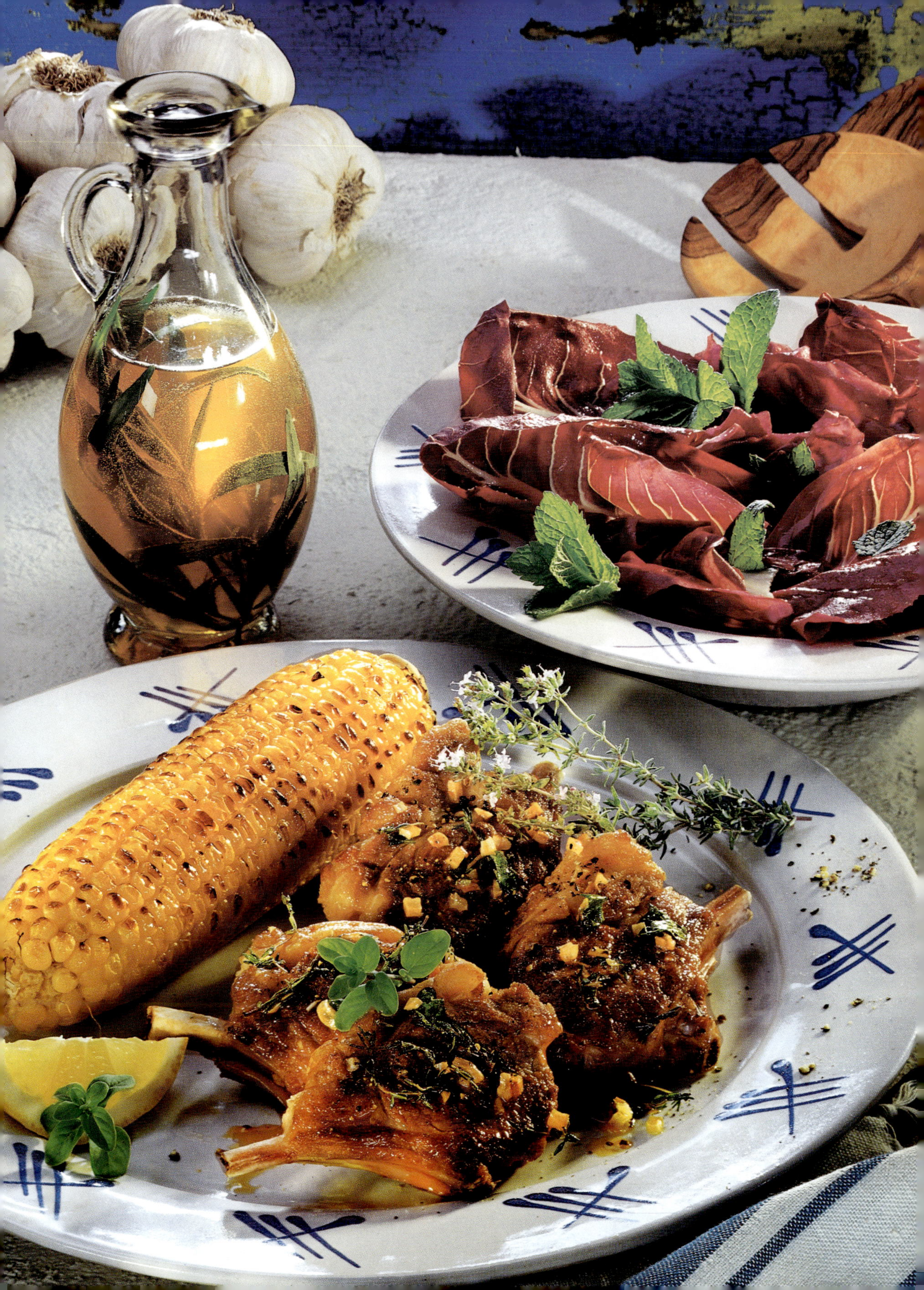

Schwertfisch mit Blattspinat

Gourmets schätzen das zarte Fleisch vom Schwertfisch sehr, vor allem, weil es nur wenig von dem typischen Fischgeschmack aufweist und dabei äußerst schmackhaft ist.

Für 1 Portion

- **1 Scheibe Schwertfisch (150 g)**
- **1/4 Knoblauchzehe**
- **Salz**
- **Rosmarin**
- **20 g Kokosfett**
- **100 g Blattspinat**
- **1 EL Sonnenblumenkerne**

Zubereitungszeit 15 Minuten

❶ Den Fisch kalt abspülen und trockentupfen. Den Knoblauch abziehen, durch eine Presse drücken und den Fisch damit einreiben. Mit Salz und Rosmarin würzen.

❷ Kokosfett erhitzen und den Fisch darin auf beiden Seiten braten.

❸ Inzwischen den Spinat verlesen. Salzwasser aufkochen und den Spinat darin blanchieren, bis er gerade zusammenfällt. Salzen, herausheben und abtropfen lassen.

❹ Fisch und Spinat auf einem Teller anrichten und das Gemüse mit Sonnenblumenkernen bestreuen.

► **Pro Portion**
1898/454 kJ/kcal • 34 g Eiweiß
31 g Fett • 1 g Kohlenhydrate
3 g Ballaststoffe

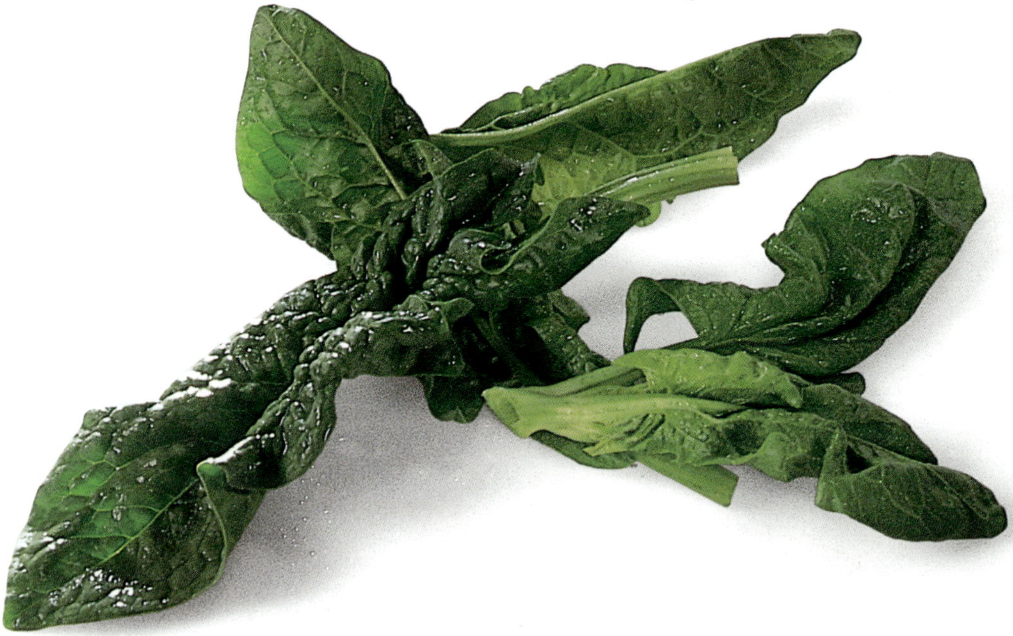

Seeteufel auf Avocadopüree

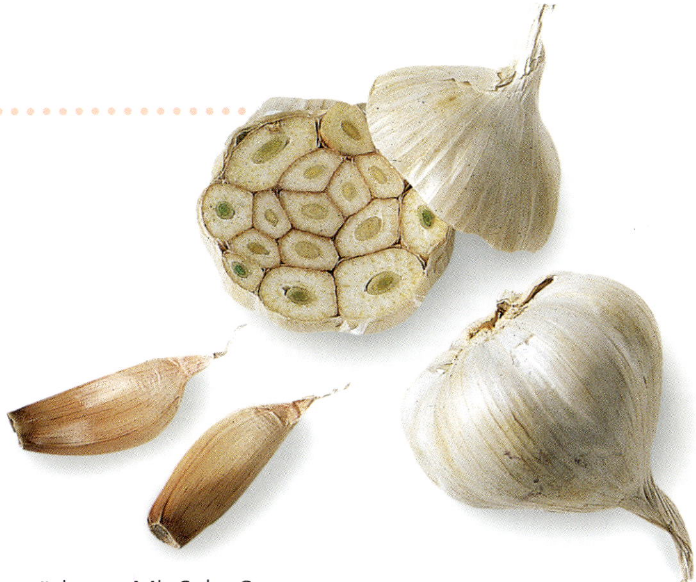

Für 1 Portion
150 g Seeteufel (Lotte)
1/2 Knoblauchzehe
Salz
20 g Butter
1 reife Avocado
Oregano
Estragonessig

Zubereitungszeit 35 Minuten

❶ Den Fisch unter fließendem kaltem Wasser waschen und mit Küchenkrepp trockentupfen. Den Knoblauch abziehen und durch eine Knoblauchpresse drücken. Den Fisch mit der Hälfte des Knoblauchs einreiben und mit Salz würzen. Mit Alufolie abdecken und etwa 15 Minuten ziehen lassen.

❷ Die Butter erhitzen und den Fisch darin von beiden Seiten scharf anbraten. Etwas heißes Wasser angießen und den Fisch bei starker Hitze etwa 10 Minuten garen.

❸ In der Zwischenzeit die Avocado der Länge nach halbieren und den Kern entfernen. Das Fruchtfleisch aus der Schale lösen und im Mixer kurz pürieren. Mit Salz, Oregano, dem restlichen Knoblauch und etwas Essig würzen.

❹ Das Avocadopüree auf einem Teller anrichten, den Fisch darauf platzieren und sofort servieren.

► **Pro Portion**
3206/767 kJ/kcal • 32 g Eiweiß
62 g Fett • 9 g Kohlenhydrate
4 g Ballaststoffe

► **Hinweis**
Der für das Avocadopüree verwendete Essig dient nicht nur zum Abschmecken, sondern verhindert auch das durch Oxidation verursachte Braunwerden der Masse.

TIPP

Wenn Sie möchten, können Sie das Avocadopüree auch noch kurz vor dem Servieren in der Mikrowelle erwärmen.

Maisgriessschnitten mit Sauerkirschen

Dieses Gericht ist etwas für Schleckermäuler, die gerne etwas Süßes als Hauptspeise verzehren. Sie können es auch zubereiten, wenn Sie etwas gegarten Maisgrieß (Polenta) von einer anderen Mahlzeit übrig haben, denn dieser soll ohnehin ein paar Stunden auskühlen, bevor er in Butter ausgebraten wird.

Ob als kleine Mahlzeit zwischendurch oder als Dessert – diese süß-saure Spezialität ist immer eine Gaumenfreude (Seite 109).

Für 1 Portion

1 Prise Salz

50 g Butter

60 g Maisgrieß

1 TL Zimtzucker

250 g Sauerkirschen

Zubereitungszeit 35 Minuten ohne Kühlen

❶ In einem Topf 250 Milliliter Wasser, Salz und 20 Gramm Butter zum Kochen bringen. Den Maisgrieß unter ständigem Rühren einrieseln und unter fortgesetztem Rühren aufkochen lassen. Die Temperatur reduzieren und den Grieß zugedeckt bei schwacher Hitze in etwa 15 Minuten ausquellen lassen. Die Masse durchrühren.

❷ Eine flache Form mit wenig Butter ausfetten. Die Grießmasse hineinstreichen und einige Stunden auskühlen lassen.

❸ Den Grieß in Portionsschnitten schneiden. Die restliche Butter in einer großen Pfanne erhitzen und die Schnitten darin bei mittlerer Hitze von beiden Seiten leicht Farbe annehmen lassen. Mit Zimtzucker bestreuen und zu den Sauerkirschen servieren.

► Pro Portion

3240/775 kJ/kcal • 8 g Eiweiß
43 g Fett • 79 g Kohlenhydrate
5 g Ballaststoffe

► Herzhafte Variante

Die Maisgrießmasse kann auch pikant zubereitet werden. Dafür die Masse daumendick auf ein gefettetes Backblech streichen und für mehrere Stunden kühl stellen. Erst wenn sie vollständig kalt ist, kann man die Schnitten wie beschrieben schneiden, ausbacken und mit Gemüse des Tages servieren. Entsprechend der Übersichtstabelle auf der Seite 34 und 35 haben Sie am dritten Tag im Zyklus der Immundiät die Wahl zwischen Mais, Rote Bete, Spargel, Avocado, Spinat, Mangold und Palmherzen. Sehr fein schmecken die Grießschnitten auch mit Pilzen, seien es Champignons, Pfifferlinge, Steinpilze, Austernpilze oder gar Morcheln und Trüffeln.

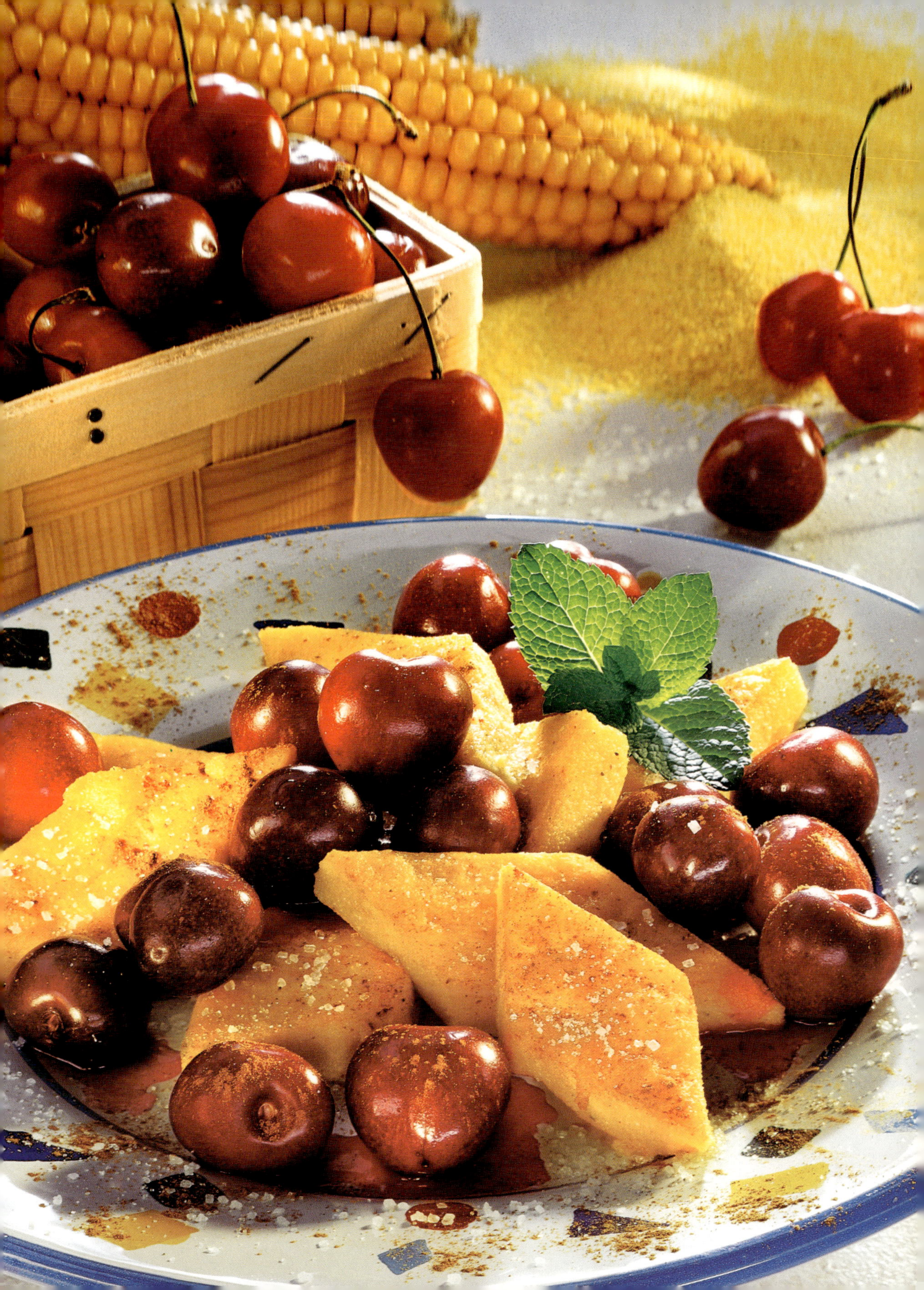

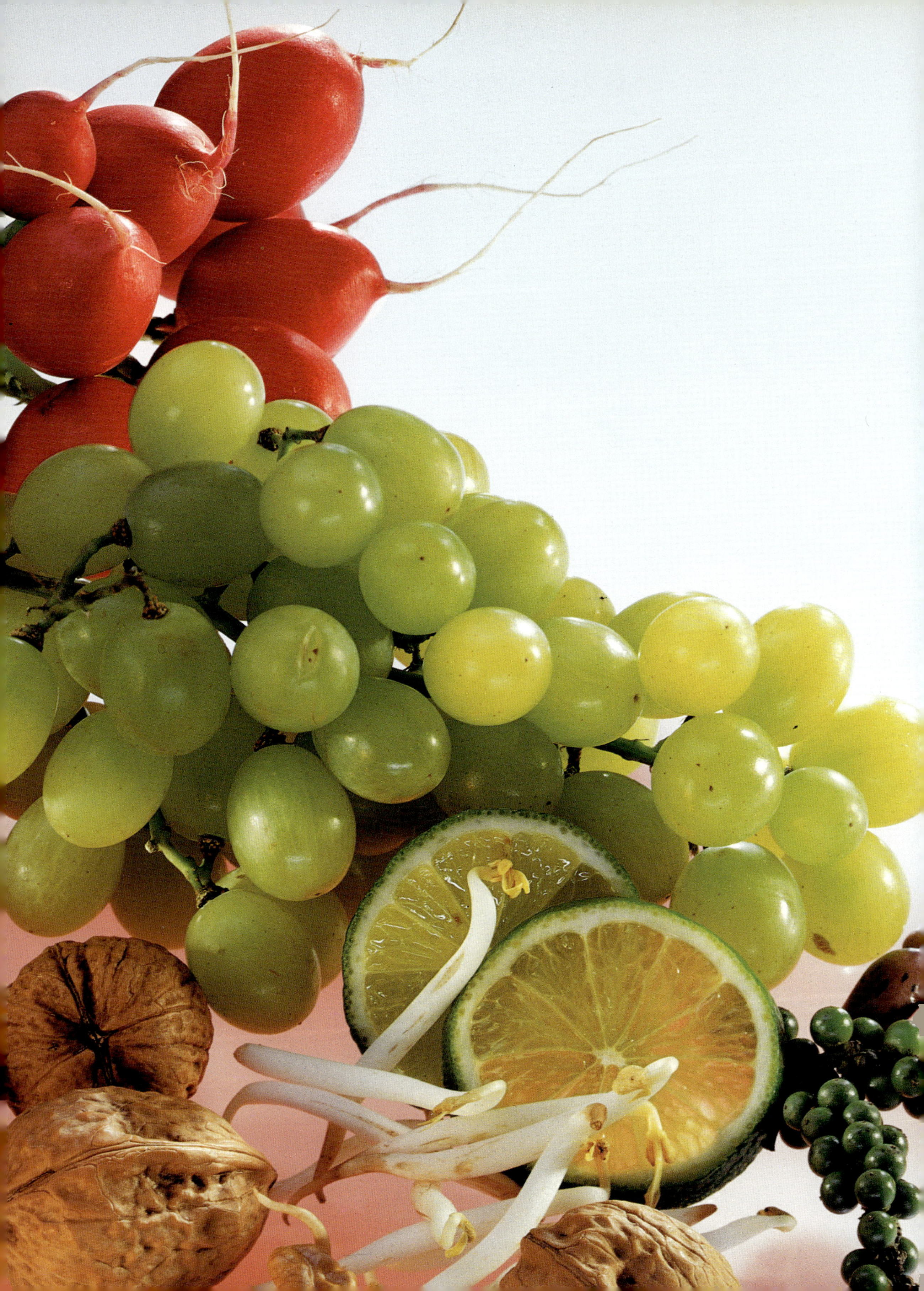

4. Tag

der 4-Tage-Rotation

Die jeweils vierten Tage im Zyklus der J.-P.-Immun-Diät entführen ein wenig in die asiatische Küche. Viele Lebensmittel dieser kulinarisch so faszinierenden Region stehen hier auf dem Programm. Angefangen bei Reis, Soja und Hülsenfrüchten aller Art über viele Fischarten bis hin zu Garnelen, Scampi und Flusskrebsen. An Gemüse empfehlen sich etwa Brokkoli, Rosenkohl oder Sauerkraut sowie Mehlbananen. Auch die Würzung mit Sesammus, Sesamsalz, Sojasauce und Safran bringt exotisches Flair mit ein. Als Getränke sind Bier oder Wein, in Maßen, erlaubt.

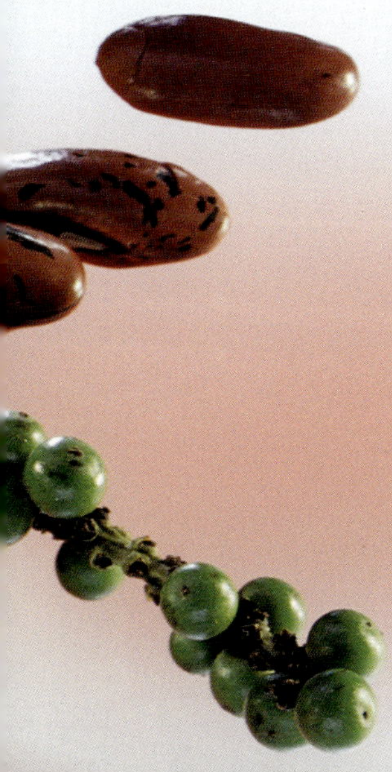

Frühstücke und Desserts

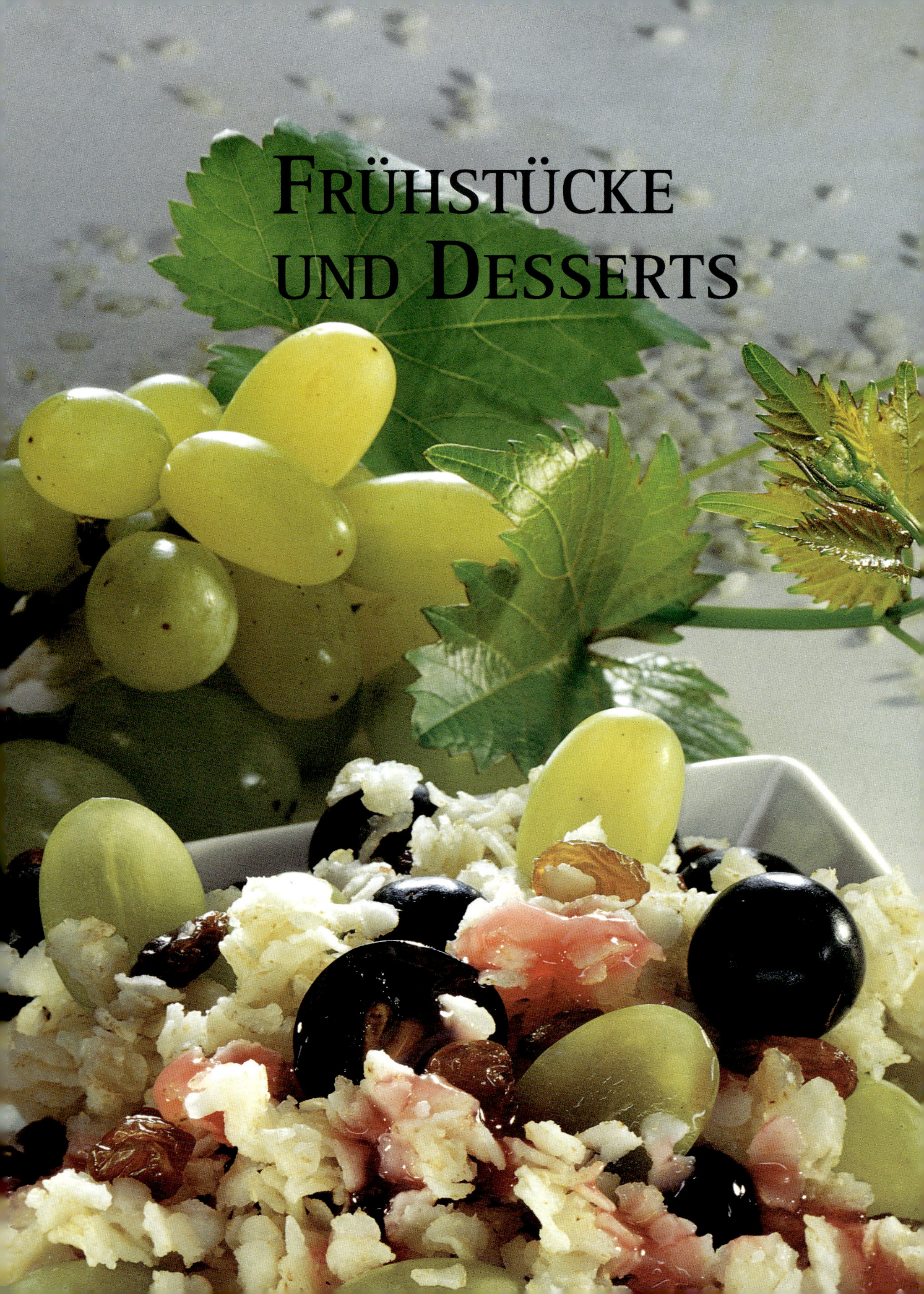

Reismüsli mit Trauben

Für 1 Portion

- 100 g Weintrauben
- 1 Zitrone
- 5 EL Reisflocken
- 30 g Rosinen
- 1 EL Grenadinesirup

Zubereitungszeit 15 Minuten

1. In einem Topf 100 Milliliter Wasser zum Kochen bringen. Die Weintrauben waschen und verlesen. Die Zitrone auspressen.

2. Die Reisflocken ins kochende Wasser streuen und kurz aufwallen lassen. Die Weintrauben und die Rosinen unterrühren. Den Topf von der Kochstelle nehmen.

3. Das Müsli mit Zitronensaft beträufeln und nach Geschmack mit Grenadinesirup süßen.

▶ Pro Portion
1722/412 kJ/kcal • 5 g Eiweiß
1 g Fett • 88 g Kohlenhydrate
6 g Ballaststoffe

▶ Getränk
Bärentraubenblättertee

Sojamüsli mit Feigen

Für 1 Portion

- 200 g frische Feigen (oder 4 getrocknete Früchte)
- 4 EL Sojaflocken
- 200 ml Holundersaft (Muttersaft)

Zubereitungszeit 5 Minuten ohne Einweichen

1. Getrocknete Feigen über Nacht in Wasser einweichen. Herausnehmen und abtropfen lassen.

2. Frische oder eingeweichte Feigen halbieren, in einen tiefen Teller legen. Mit Sojaflocken bestreuen und mit Holundersaft übergießen.

▶ Pro Portion
1179/282 kJ/kcal • 25 g Eiweiß
2 g Fett • 40 g Kohlenhydrate
22 g Ballaststoffe

▶ Getränk
Brennnesseltee

▶ Hinweis
Brennnesseltee hilft bei rheumatischen Erkrankungen und Gicht, während Bärentraubenblättertee bei Blasenleiden empfohlen wird.

Für das Müslifrühstück am Tag 4 der Immundiät stehen sowohl Reis- und Sojaflocken als auch Sesamgranulat auf dem Speiseplan, kombiniert etwa mit Bananen, Rosinen, Heidelbeeren, Sternfrüchten oder Granatäpfeln.

Sojamüsli mit Banane

Sojamilch wird seit Jahrzehnten im Orient aus Sojabohnen hergestellt. Ihr Eiweiß vertragen auch alle, die an Kuhmilchallergie leiden.

Für 1 Portion
- 1 Banane
- 4 EL Sojaflocken
- 2 EL Rosinen
- 200 ml Sojamilch
- 1 EL Kleehonig

Zubereitungszeit 5 Minuten

❶ Banane schälen und in Scheiben schneiden. In ein Schälchen geben und mit Sojaflocken bestreuen.

❷ Die Rosinen darauf verteilen und die Sojamilch darüber gießen. Nach Geschmack mit Kleehonig süßen.

► **Pro Portion**
1425/341 kJ/kcal
29 g Eiweiß
5 g Fett
44 g Kohlenhydrate
18 g Ballaststoffe

► **Getränk**
Schwarzer Tee

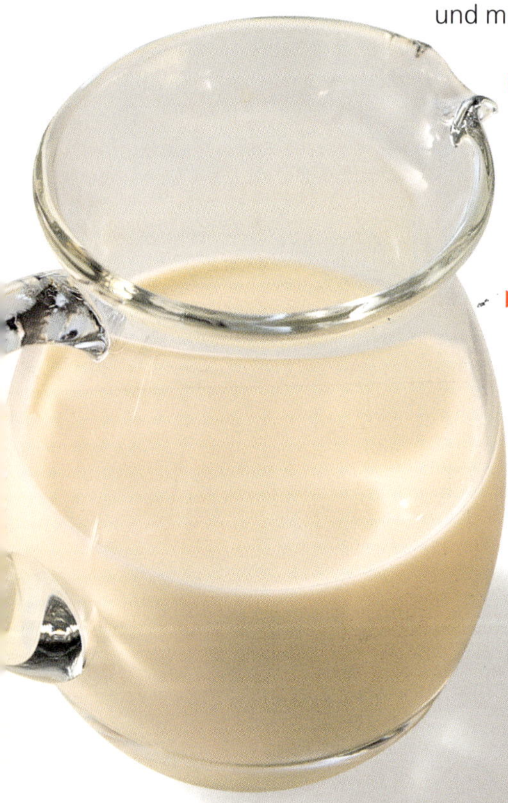

Sesammüsli mit Trauben

Für 1 Portion
- 250 g blaue Weintrauben
- 4 EL Sesamgranulat
- 200 ml Traubensaft (Muttersaft)

Zubereitungszeit 5 Minuten

❶ Die Weintrauben waschen, verlesen, nach Bedarf halbieren, die Kerne entfernen und die Früchte in einen tiefen Teller geben.

❷ Die Trauben mit Sesamgranulat bestreuen und den Traubensaft darüber gießen.

► **Pro Portion**
2011/481 kJ/kcal • 10 g Eiweiß
21 g Fett • 55 g Kohlenhydrate
10 g Ballaststoffe

► **Getränk**
Vanilletee

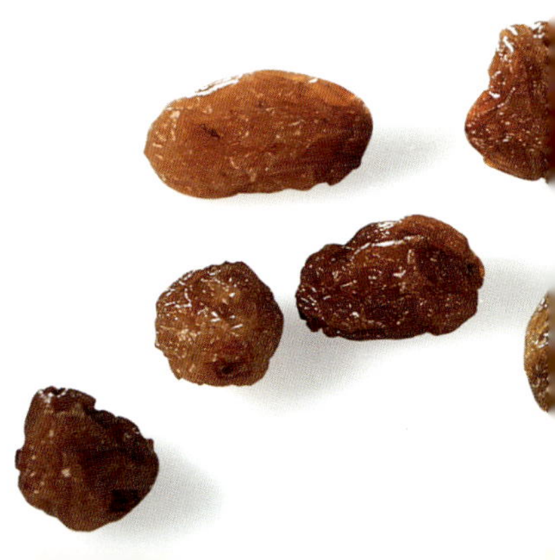

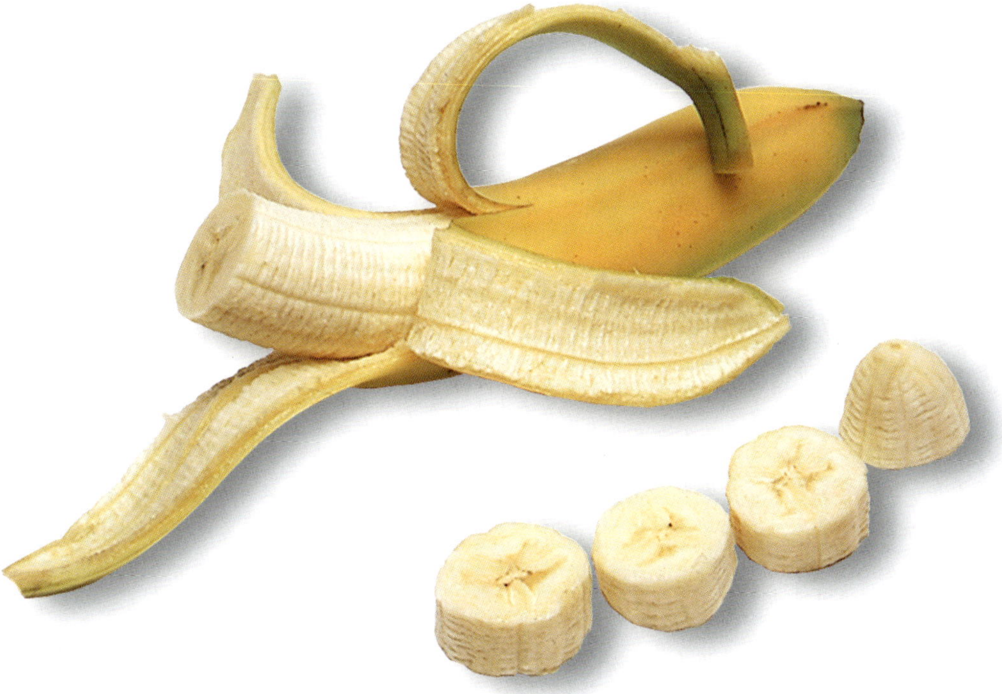

Reisflockenmüsli mit Banane

Für 1 Portion
100 g Banane
2 EL Rosinen
6 EL Reisflocken
200 ml Heidelbeersaft (Muttersaft)

Zubereitungszeit 5 Minuten

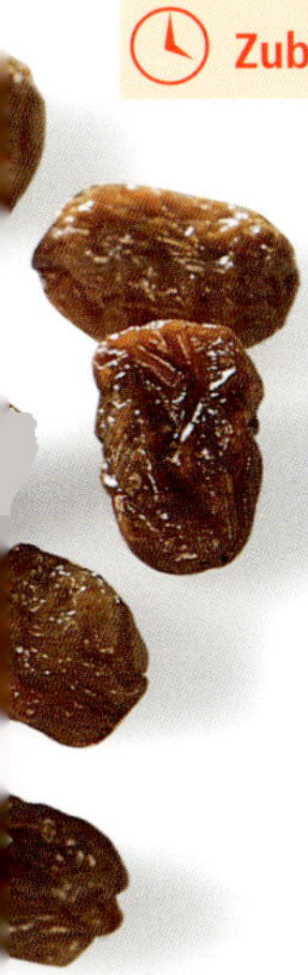

1. Banane schälen und in Scheiben schneiden. Mit Rosinen belegen.

2. Die Reisflocken darauf verteilen und mit Heidelbeersaft begießen.

► **Pro Portion**
1810/433 kJ/kcal • 6 g Eiweiß
1 g Fett • 94 g Kohlenhydrate
9 g Ballaststoffe

► **Getränk**
Malventee

Praktisch und gesund ist die Banane, das wohl beliebteste Obst bei uns. Praktisch, weil sie ihre Verpackung gleich mitbringt und problemlos überall mitgenommen werden kann. Gesund, weil sie beachtliche Mengen Kalium und Magnesium enthält, zwei Mineralstoffe, die für Herz und Nerven lebensnotwendig sind.

Minutenreis mit Heidelbeeren

Rezepte mit Reis gibt es so viele wie Reissorten: unzählige. Angefangen beim Naturreis, der als ungeschältes Korn alle wertvollen Inhaltsstoffe auf den Teller bringt, über Langkorn-, Mittelkorn- und Rundkornreis mit unterschiedlichen Stärkegehalten. Für süße Speisen eignet sich am besten Quell- oder Milchreis, der selbst im kalten Zustand noch weich bleibt.

Dieses Milchreisgericht besticht durch zwei große Vorteile: Er ist in Windeseile zubereitet und Kinder lieben es! *(Seite 117).*

Für 1 Portion

100 g Milchreis
1 EL Zitronensaft
1 EL Rosinen
100 g Heidelbeeren
100 ml Heidelbeersaft (Muttersaft)
1 EL Honig

Zubereitungszeit 15 Minuten

❶ 250 Milliliter Wasser aufkochen. Den Reis einrühren und aufkochen lassen. Die Temperatur reduzieren.

❷ Den Zitronensaft und die Rosinen unter den Reis rühren und diesen zugedeckt bei schwacher Hitze etwa 10 Minuten quellen lassen.

❸ Die Heidelbeeren waschen, verlesen und mit dem Heidelbeersaft unter den Reis rühren. Nach Belieben mit Honig süßen.

► Pro Portion

2399/574 kJ/kcal • 8 g Eiweiß
1 g Fett • 124 g Kohlenhydrate
9 g Ballaststoffe

► Getränk

Vanilletee

► Hinweis

Reisschleim ist ein sehr gutes Heilmittel bei Durchfall. Er wirkt schmerzlindernd und heilend, weshalb er auch bei Magenschleimhautentzündungen verzehrt werden kann. Reisschleim wird aus Rundkornreis zubereitet, da sein im Vergleich zu anderen Reissorten höherer Stärkegehalt beim Kochen zum Teil ins Kochwasser abgegeben wird und die Körner dadurch verschleimen. Zur Zubereitung von Reisschleim wie folgt verfahren: Den Rundkornreis waschen und auf einem Sieb gut abtropfen lassen. Auf ein Backblech geben und 30 bis 40 Minuten bei 40 bis 60 °C im Backofen darren. Herausnehmen und abkühlen lassen. Den Reis in einer Getreidemühle sehr fein mahlen. 4 Teelöffel dieses Reismehls mit 250 Millilitern kaltem Wasser anrühren und unter ständigem Rühren zum Kochen bringen, 10 Minuten unter Rühren quellen lassen. Wird Reisschleim gegen Durchfall verabreicht, zum Süßen keinen Honig verwenden, da dieser abführend wirkt.

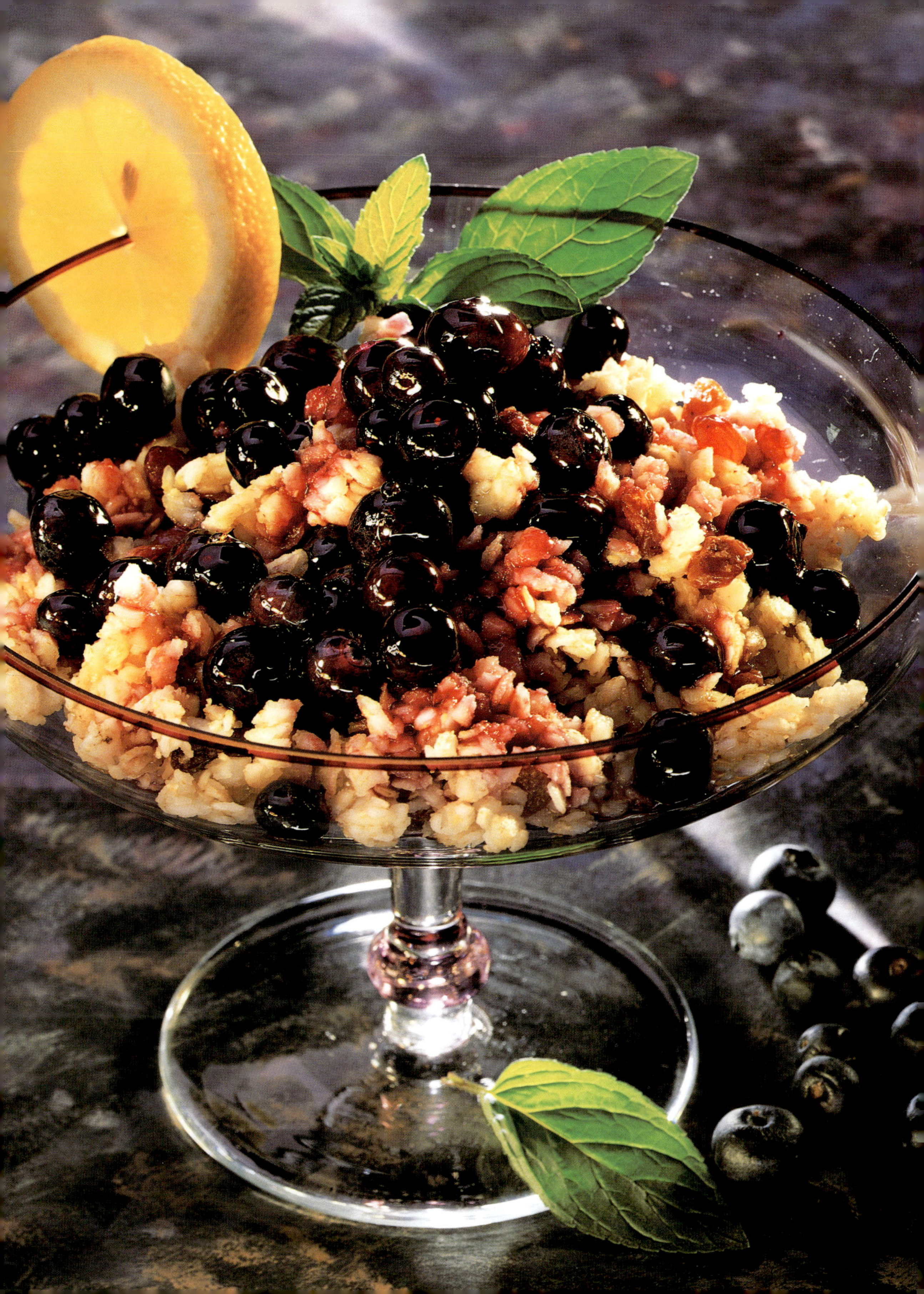

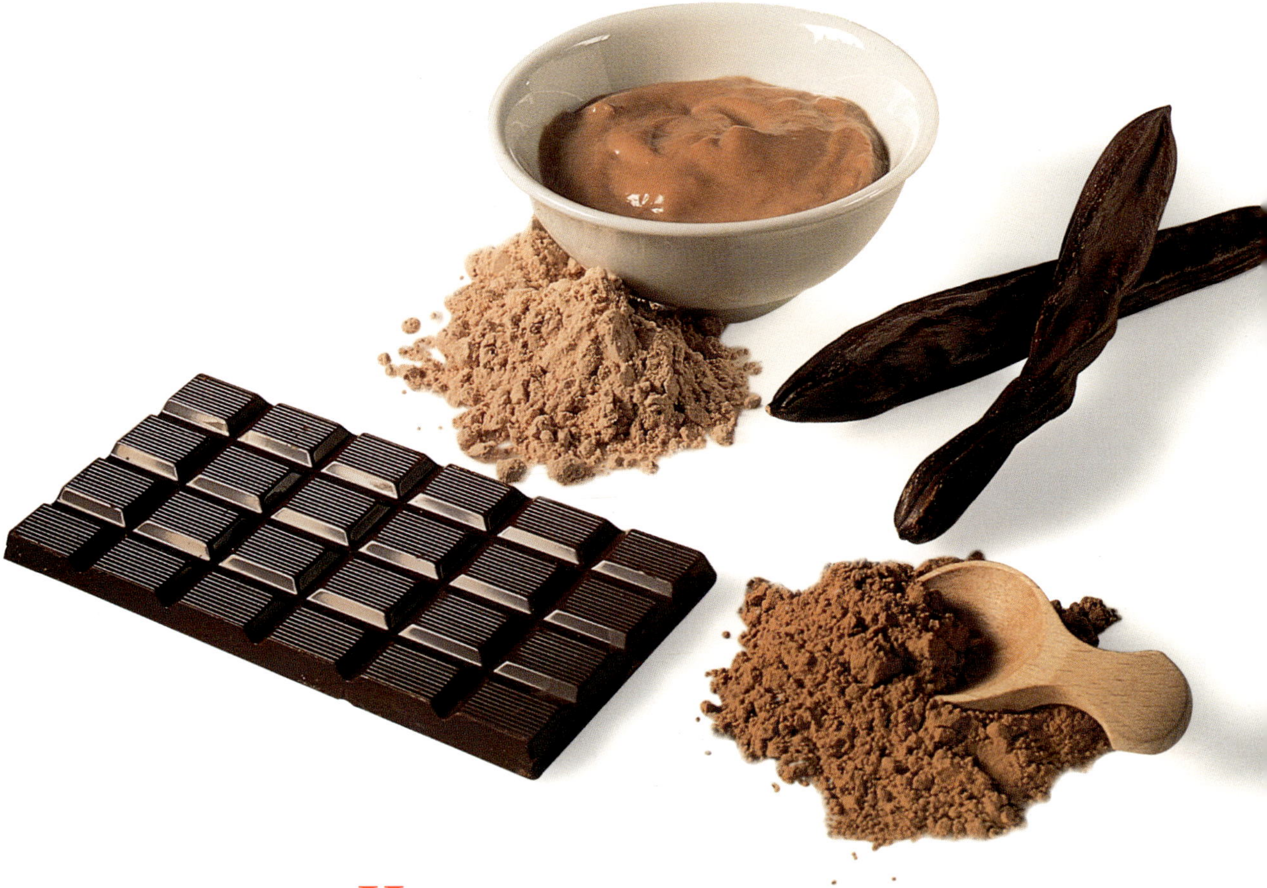

HERRENDESSERT

Carobpulver wird aus dem Fruchtmark der Schoten des Johannisbrotbaums gewonnen. Es dient als Dickungsmittel und wird als Kakaoersatz genutzt – obwohl es anders schmeckt. Es enthält keine anregenden Stoffe.

Für 1 Portion

45 g Paranüsse
1 Banane
115 ml Sojamilch
1 EL Carobpulver
4 cl Weinbrand, ersatzweise brauner Rum

Zubereitungszeit 5 Minuten

❶ Nüsse verlesen und fein hacken. Banane schälen und grob stückeln.

❷ Alle Zutaten zu einer sämigen Mischung mixen. Sofort servieren.

► **Pro Portion**
2554/611 kJ/kcal • 12 g Eiweiß
33 g Fett • 35 g Kohlenhydrate
13 g Ballaststoffe

Süsse Tofuspeise

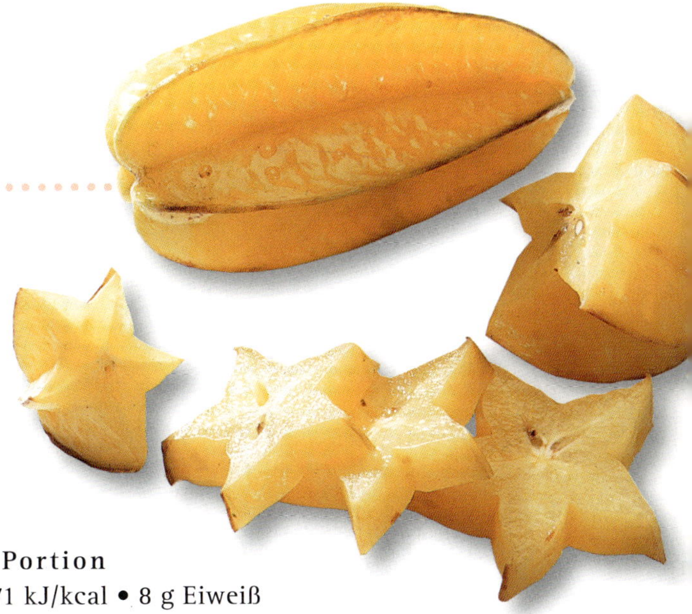

Für 1 Portion
100 g Tofu
3 EL Distelöl
3 EL Kleehonig
1 Zitrone
ausgeschabtes Vanillemark
1 Prise Salz
Scheibe von 1 Sternfrucht

Zubereitungszeit 5 Minuten ohne Kühlen

❶ Den Tofu grob zerkleinern und mit Öl und Honig im Mixer pürieren. Die Zitrone auspressen und den Saft untermischen. Das Vanillemark und wenig Salz unterrühren.

❷ Die Tofumischung in ein Schälchen füllen und kalt stellen.

❸ Vor dem Servieren mit einer Scheibe Sternfrucht dekorieren.

► Pro Portion
1969/471 kJ/kcal • 8 g Eiweiß
34 g Fett • 28 g Kohlenhydrate
2 g Ballaststoffe

TIPP

Dieses Dessert lässt sich sehr gut vorbereiten, da es gut gekühlt serviert werden soll.

Die zur botanischen Familie der Hülsenfrüchte gehörende Sojabohne ist das Ausgangsprodukt für Tofu, auch Sojabohnenkäse genannt. Dieser zeichnet sich durch einen hohen Nährwert aus und ist zudem cholesterinfrei.

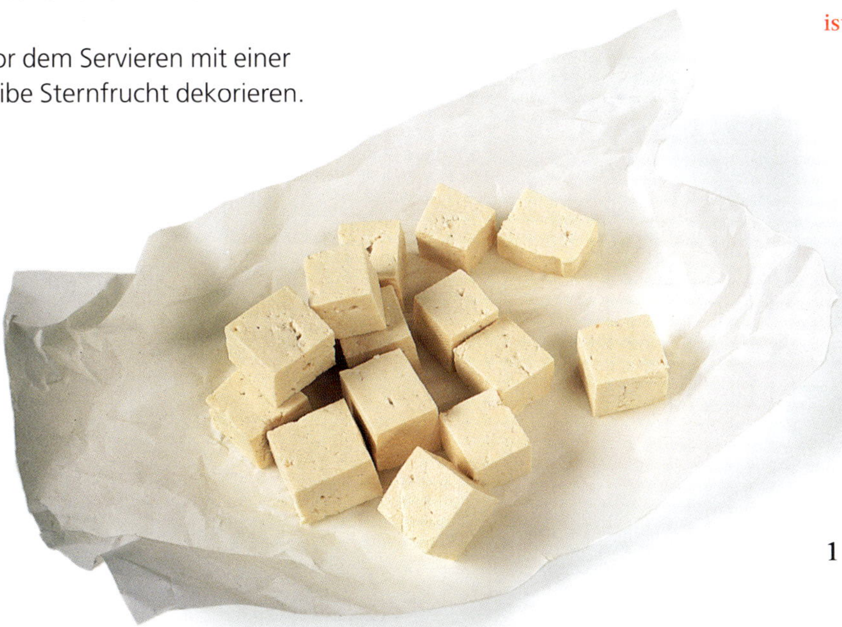

Bei Tofu wird eine Eigenschaft zur Tugend gemacht: Die nahezu geschmacksneutrale Masse lässt sich äußerst vielfältig zubereiten. Sie kann mit allen möglichen Geschmacksträgern interessante Kombinationen eingehen.

Feigen auf Tofu

Für 1 Portion

- 4 blaue Feigen
- 100 g Tofu
- roter Pfeffer aus der Mühle

Zubereitungszeit 5 Minuten

❶ Die Feigen waschen, trockentupfen und die Stielansätze entfernen. Die Früchte in ganz dünne Scheiben schneiden.

❷ Den Tofu in Scheiben schneiden und auf einen Teller legen. Die Feigenscheiben auflegen. Ganz leicht mit Pfeffer würzen.

► **Pro Portion**
576/138 kJ/kcal • 9 g Eiweiß
4 g Fett • 14 g Kohlenhydrate
3 g Ballaststoffe

► **Hinweis**
Tofu entsteht durch Gerinnung des Eiweißes von Sojamilch. Sie wird durch Gerinnungsmittel (z.B. Nigari aus dem Reformhaus) bewirkt. Tofu ist sehr eiweißreich und liefert Vitamin B1, das im gesamten Energiestoffwechsel eine zentrale Rolle spielt.

Feigen und Tofu - auf den ersten Blick eine sehr exotische Kombination. Doch haben Sie erst einmal probiert, werden Sie nicht mehr davon lassen können (Seite121).

Bananenmilch

Für 1 Portion

- 2 Bananen
- 200 ml Sojamilch
- ausgeschabtes Vanillemark

Zubereitungszeit 5 Minuten

Die Bananen schälen und in grobe Stücke schneiden. Banane, Sojamilch und Vanillemark im Mixer schaumig aufschlagen. In einem hohen Glas servieren.

► **Pro Portion**
1020/244 kJ/kcal • 9 g Eiweiß
4 g Fett • 39 g Kohlenhydrate
11 g Ballaststoffe

TIPP

Um Sojamilch herzustellen, 250 Gramm Sojabohnen mit kochendem Wasser übergießen und über Nacht einweichen lassen. Abgießen, kalt waschen und im Verhältnis 1 Tasse eingeweichte Bohnen zu 3 Tassen kochendem Wasser aufmixen. Durch ein Tuch ablaufen lassen, fertig!

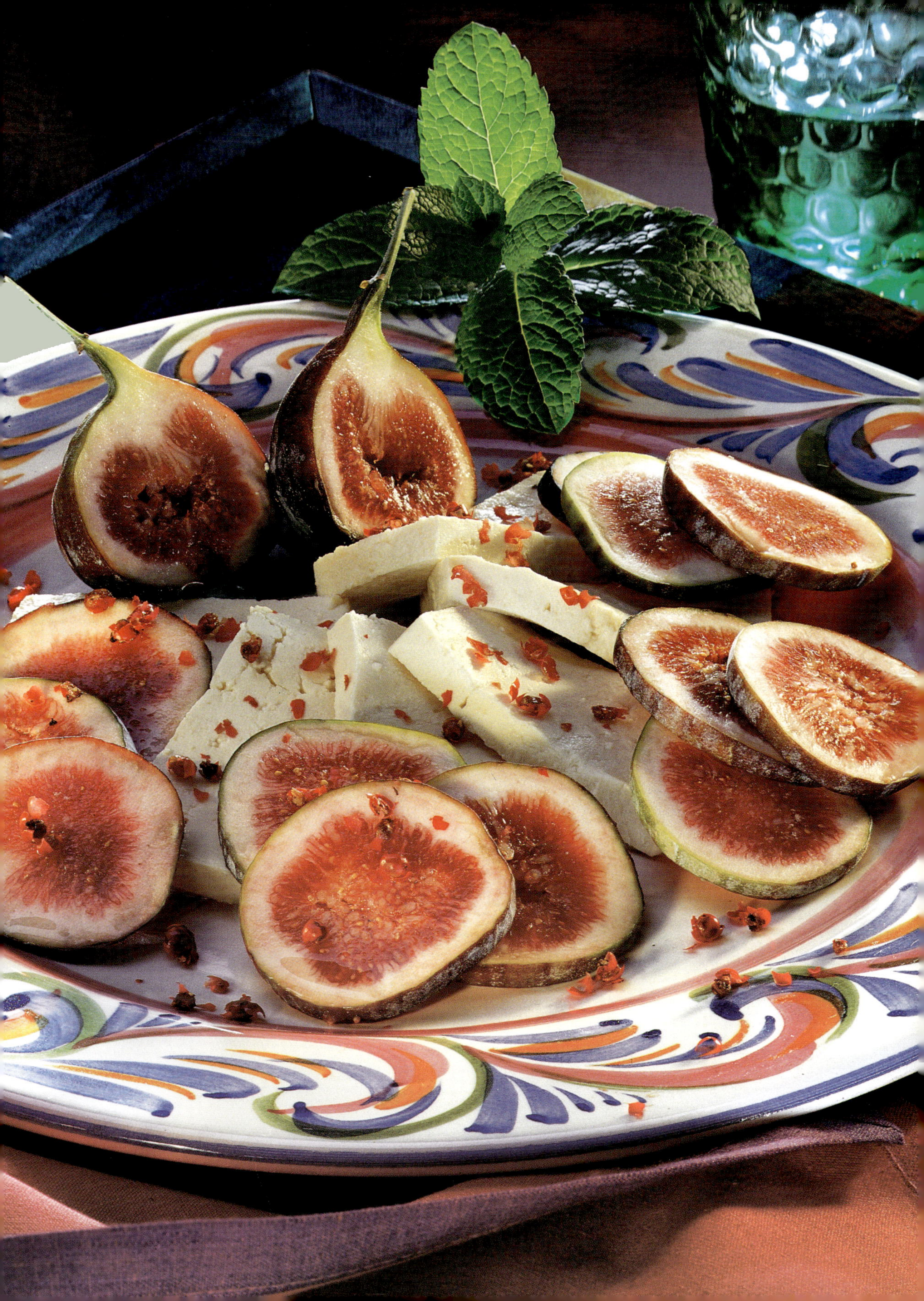

HAUPTMAHLZEITEN

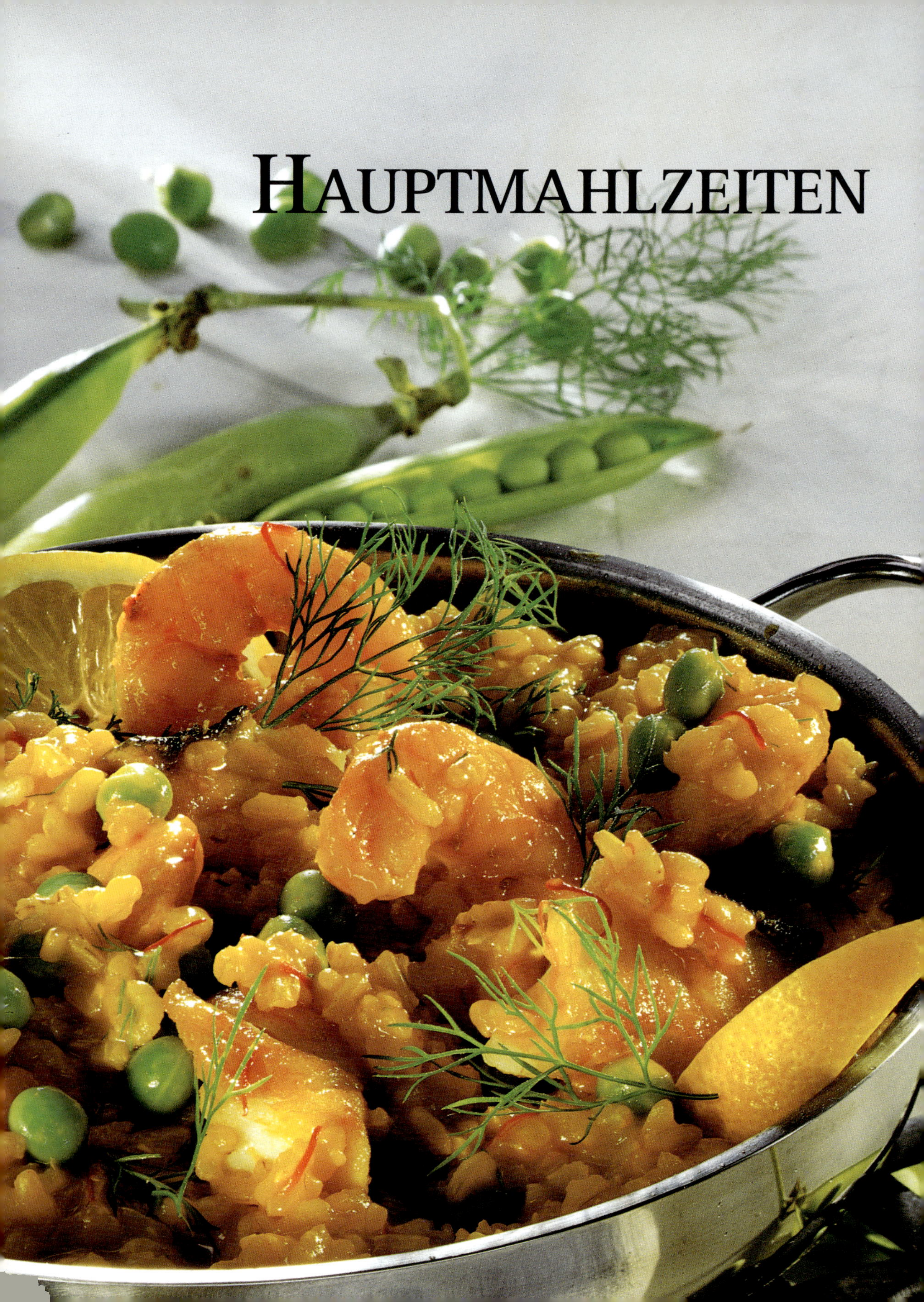

Reispfanne mit Fisch

Für 3–4 Portionen

300 g Naturreis
Sesamsalz
10 g Safran
300 g Erbsen
Salz
100 g Heilbutt
100 g Garnelen, geschält, ohne Darm
1 Zitrone
2 EL Sesamöl
1 Bund frischer Dill
1 TL grüner Pfeffer

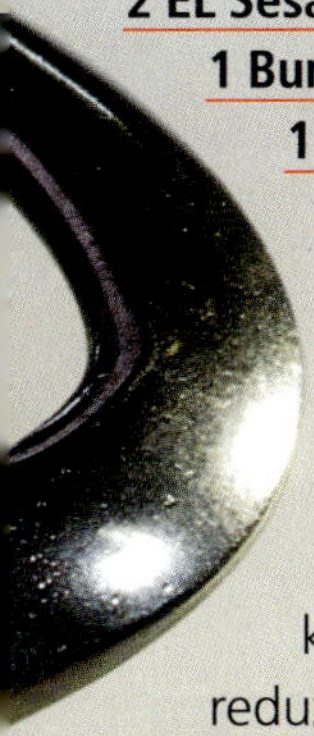

Zubereitungszeit 80 Minuten

❶ Reis waschen und mit 750 Milliliter Wasser aufkochen. Die Temperatur reduzieren und den Reis ohne umzurühren bei schwacher Hitze zugedeckt etwa 45 Minuten garen. Von der Kochstelle nehmen und 10 Minuten ausquellen lassen. Überstehendes Wasser abgießen. Den Reis mit Sesamsalz würzen und den Safran unterrühren, bis der Reis gelb ist. Zugedeckt warm halten.

❷ Die Erbsen in sprudelndes Salzwasser geben und blanchieren. Herausheben und abtropfen lassen.

❸ Fisch und Garnelen unter kaltem Wasser abspülen und trockentupfen. Die Zitrone auspressen. Den Fisch in kleine Stücke schneiden und salzen. Den Zitronensaft über Fisch und Garnelen träufeln.

❹ Das Öl erhitzen und die Fischstücke und Garnelen darin kurz anbraten. Erbsen und Reis zufügen, etwas heißes Wasser angießen und alles etwa 10 Minuten bei schwacher Hitze garen.

❺ Den Dill waschen, trocknen und fein hacken. Die Reispfanne vor dem Servieren vorsichtig umrühren und mit Dill und Pfeffer bestreuen.

► **Pro Portion (4 Portionen)**
1881/450 kJ/kcal • 21 g Eiweiß
8 g Fett • 66 g Kohlenhydrate
6 g Ballaststoffe

Sein hoher Gehalt an Mineralstoffen und Vitaminen macht Naturreis so wertvoll. In der Heilkunde wird Reis aufgrund seiner entwässernden Wirkung hoch geschätzt.

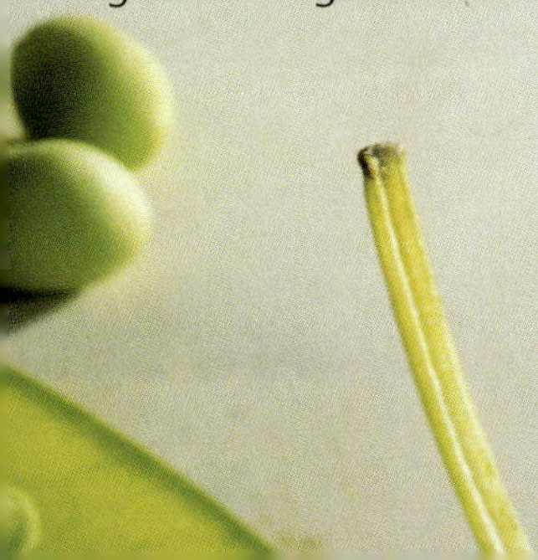

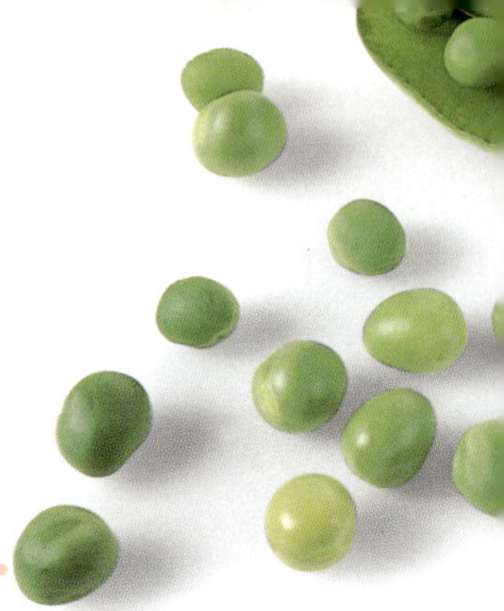

Kohlrabirohkost mit Tofudressing

Junger, zarter Kohlrabi eignet sich am besten für dieses kalte sommerliche Gericht. Sollten große Exemplare an manchen Stellen etwas holzig sein, kann man diese einfach ausschneiden. Die innersten Blätter oben auf der Knolle dienen übrigens als feines Gewürz.

Für 1 Portion

- 50 g Erbsen
- Salz
- 300 g Kohlrabi
- grüner Pfeffer
- 250 ml Sojamilch
- 40 g Sojamehl
- Sesamsalz
- 1 TL Meerrettich
- 1 TL Senf
- 20 g Kresse

Zubereitungszeit 15 Minuten

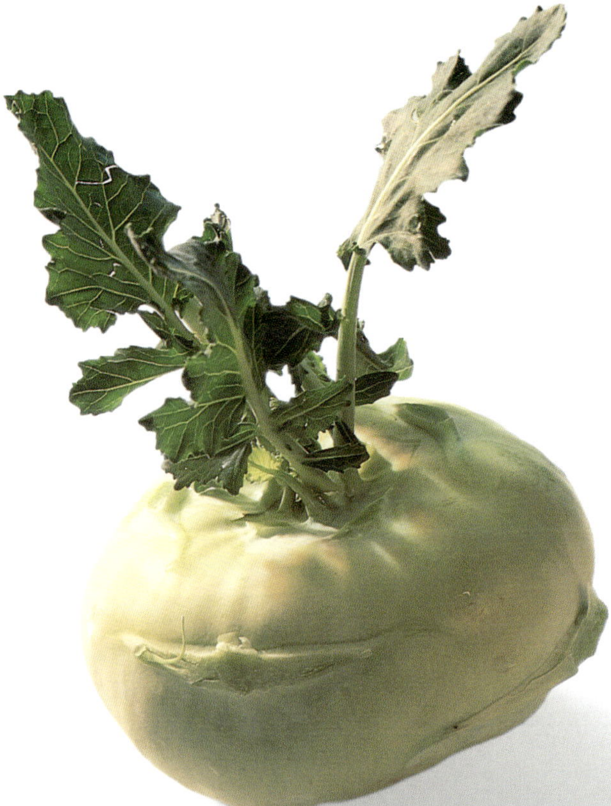

❶ Die Erbsen in sprudelndes Salzwasser geben und garen. Herausheben und abtropfen lassen.

❷ Kohlrabi waschen, putzen, schälen und grob raspeln. Die zarten Kohlrabiblätter klein schneiden und zusammen mit den Erbsen unterrühren. Salzen und pfeffern.

❸ Von der Sojamilch einige Esslöffel abnehmen und das Sojamehl damit anrühren. Die restliche Sojamilch mit etwas Sesamsalz zum Kochen bringen, das angerührte Mehl unter Rühren hinzufügen und kurz aufkochen lassen. Mit Meerrettich und Senf würzen und über die Rohkost gießen. Die Kresse waschen, abtropfen lassen und über die Rohkost streuen.

► **Pro Portion**
1338/320 kJ/kcal • 40 g Eiweiß
6 g Fett • 24 g Kohlenhydrate
22 g Ballaststoffe

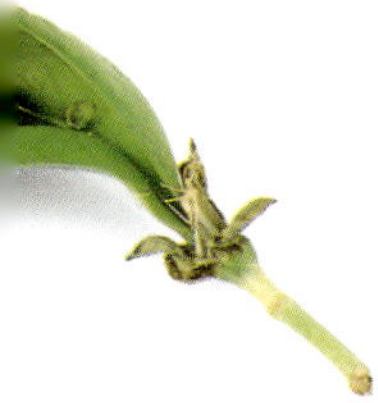

GARNELEN AUF KRESSE

Für 1 Portion
50 g Brunnenkresse
150 g Eismeergarnelen, gekocht, ohne Darm
1 Zitrone
1 Bund Dill
Salz, rosa Pfeffer aus der Mühle

Zubereitungszeit 10 Minuten

❶ Brunnenkresse und Garnelen getrennt voneinander waschen und abtropfen lassen. Zitrone auspressen. Dill waschen und fein hacken.

❷ Die Kresse anrichten, mit etwas Zitronensaft beträufeln und leicht salzen. Die Garnelen darauf verteilen. Mit dem restlichen Saft beträufeln, mit Dill und Pfeffer bestreuen.

► **Pro Portion**
807/193 kJ/kcal • 29 g Eiweiß
3 g Fett • 6 g Kohlenhydrate
2 g Ballaststoffe

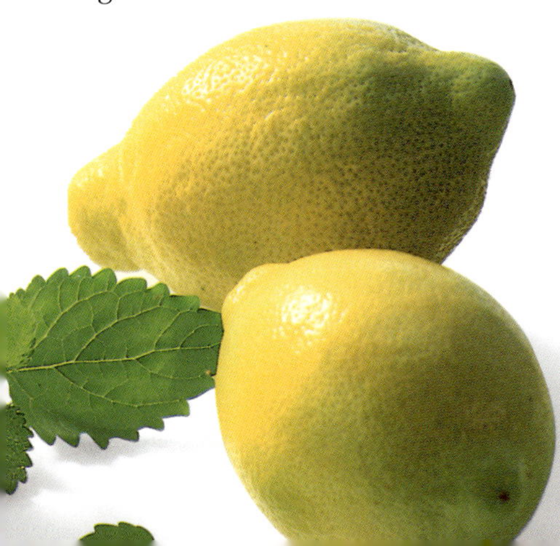

BOHNENSALAT

Für 1 Portion
50 g Glasnudeln (aus Mungobohnen)
50 g Brunnenkresse
Salz, 1 Zitrone
200 g gekochte Adzukibohnen
2 TL Sojasauce

Zubereitungszeit 15 Minuten

❶ Die Glasnudeln in siedendes Salzwasser legen und in 3 bis 5 Minuten garen. Abgießen, kalt abschrecken und kürzer schneiden.

❷ Kresse verlesen, waschen, abtropfen lassen und nur leicht salzen. Die Zitrone waschen, halbieren und eine Scheibe der Frucht parallel zur Schnittfläche abschneiden. Die restliche Zitrone auspressen und den Saft über die Kresse träufeln.

❸ Bohnen, Glasnudeln und Kresse vermengen und mit Sojasauce würzen. Die Zitronenscheibe auflegen.

► **Pro Portion**
2542/608 kJ/kcal • 38 g Eiweiß
5 g Fett • 93 g Kohlenhydrate
39 g Ballaststoffe

Statt Adzukibohnen kann man auch alle anderen Bohnensorten für diesen Salat verwenden, die für den Tag 4 der Immun-Diät in der großen Übersichtstabelle auf Seite 35 stehen. Dies sind etwa weiße Bohnen, Mungo-, Lima- oder Feuerbohnen. Selbst Linsen lassen sich so zubereiten. Doch Achtung: Hülsenfrüchte dürfen niemals roh verzehrt werden, sie müssen immer gegart sein!

Unter Erbsenschoten sind hier die zarten, süßen noch unreifen Hülsen der Zuckererbsen gemeint, die als Ganzes sehr delikat schmecken. Im Gegensatz zu ihnen wachsen Schal- und Markerbsen in Hülsen heran, die eine ungenießbare Hülle ausbilden. Deshalb müssen diese Erbsen ausgepalt, also als nackte Samenkörner aus der Schote geholt werden.

Seezunge mit Erbsen

Für 1 Portion
- 300 g Erbsenschoten
- Salz
- 300 g Seezungenfilets
- 1 Zitrone
- 1 EL Sesamöl

Zubereitungszeit 30 Minuten

1. Die Erbsenschoten in kochendes Salzwasser geben und darin 5 Minuten blanchieren. Herausheben, abtropfen lassen, leicht salzen und warm stellen.

2. Die Fischfilets kalt abspülen und trockentupfen. Die Zitrone auspressen. Den Fisch mit dem Saft beträufeln und leicht salzen.

3. Das Öl erhitzen und die Fischfilets darin von beiden Seiten scharf anbraten. Die Temperatur reduzieren und den Fisch zugedeckt in etwa 15 Minuten gar dünsten. Mit den Erbsenschoten anrichten.

► **Pro Portion**
2057/492 kJ/kcal • 65 g Eiweiß
12 g Fett • 18 g Kohlenhydrate
4 g Ballaststoffe

Scholle mit Erbsen

Für 1 Portion
- 200 g Erbsen
- Salz
- 200 g Scholle
- 1 Zitrone
- 2 EL Sesamöl
- 1 Bund Dill
- rosa Pfeffer

Zubereitungszeit 30 Minuten

1. Erbsen in Salzwasser blanchieren. Herausheben, warm stellen.

2. Den Fisch kalt abspülen, trockentupfen. Die Zitrone auspressen und etwas Saft auf den Fisch träufeln, leicht salzen. Öl erhitzen und die Scholle darin von beiden Seiten braten. Am Ende der Garzeit mit dem restlichen Zitronensaft beträufeln.

3. Den Dill waschen, trocknen, fein hacken. Fisch und Erbsen auf einem flachen Teller anrichten und mit Dill und Pfeffer bestreuen.

► **Pro Portion**
2462/589 kJ/kcal • 54 g Eiweiß
23 g Fett • 28 g Kohlenhydrate
9 g Ballaststoffe

Frische Scholle mit aromatischen Erbsen, perfekt abgerundet mit den Aromen von Zitrone und Dill *(Seite 127).*

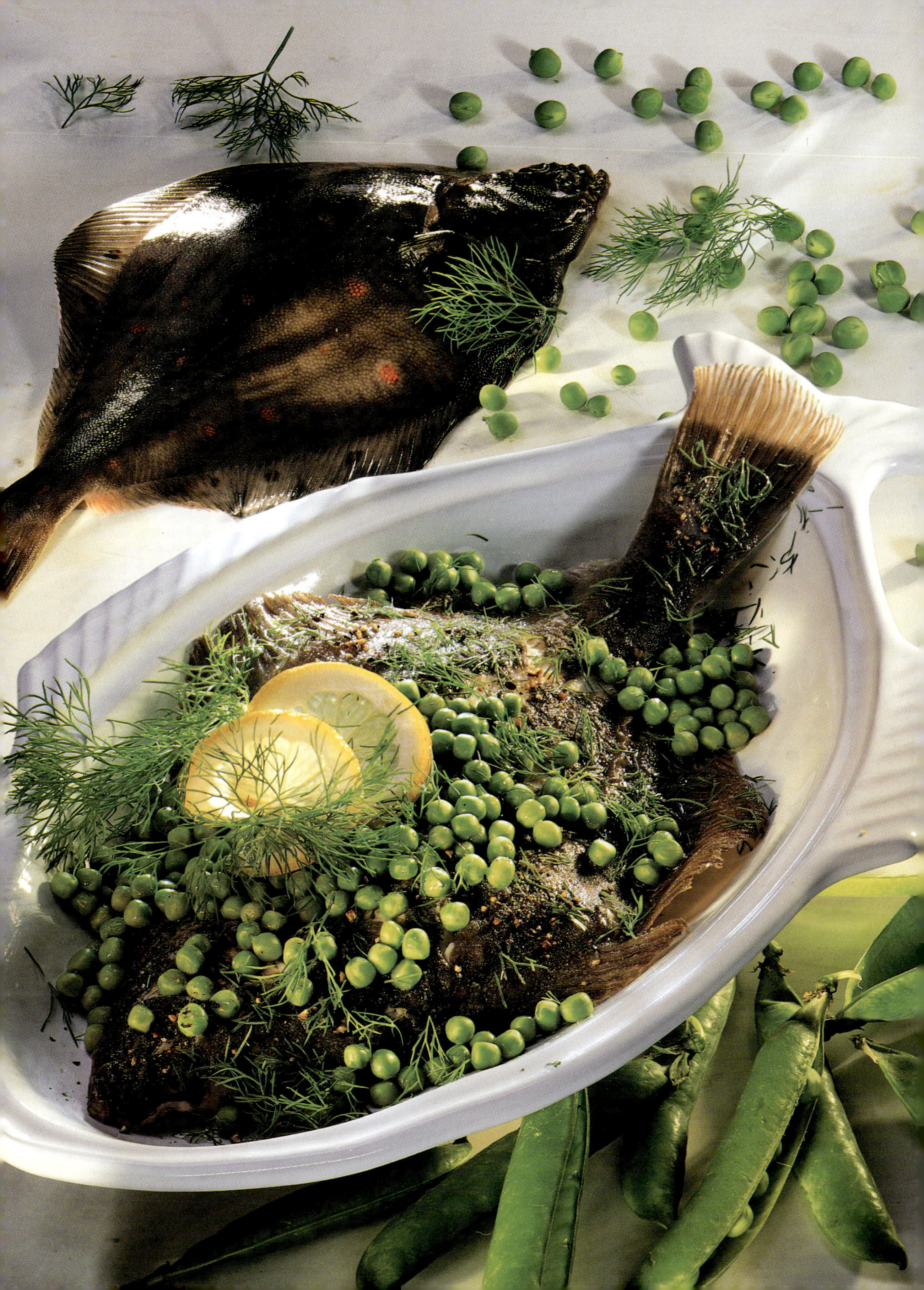

Dorschfilet mit Brokkoli

Brokkoli gehört ebenso wie Rosenkohl, Grünkohl, Wirsing, Weißkraut und Rotkraut zur botanischen Familie der Kreuzblütler. Daher können diese Gemüsesorten sich entsprechend den Rotationsprinzipien der J.-P.-Immun-Diät gegenseitig ersetzen. Falls Sie also etwa Appetit auf Dorschfilet mit Rosenkohl haben, zögern Sie nicht, es zuzubereiten.

Für 1 Portion

1 Zitrone
150 g Dorschfilet
1 Bund Dill
Salz
2 EL Sesamöl
1 TL grüner Pfeffer
200 g Brokkoli

Zubereitungszeit 30 Minuten

❶ Die Zitrone waschen, halbieren und eine Scheibe der Frucht parallel zur Schnittfläche abschneiden. Die restliche Zitrone auspressen.

❷ Den Fisch unter fließendem kaltem Wasser waschen und trockentupfen. Den Dill waschen, trockenschleudern und bis auf 1 Zweig fein hacken. Den Fisch mit dem etwas Zitronensaft beträufeln, leicht salzen und mit Dill einreiben.

❸ Das Öl erhitzen und das Filet darin beidseitig scharf anbraten. Etwas heißes Wasser angießen, die Temperatur zurückschalten. Den Pfeffer zugeben und den Fisch zugedeckt in 15 bis 20 Minuten gar dünsten. Mit etwas Zitronensaft beträufeln.

❹ Inzwischen den Brokkoli waschen, putzen, in Röschen zerteilen und in kochendem Salzwasser mit etwas Zitronensaft blanchieren. Herausheben, kurz abschrecken.

❺ Das Dorschfilet mit der Zitronenscheibe und dem Dillzweig anrichten und mit dem Brokkoli servieren.

► **Pro Portion**
1643/393 kJ/kcal • 33 g Eiweiß
21 g Fett • 8 g Kohlenhydrate
8 g Ballaststoffe

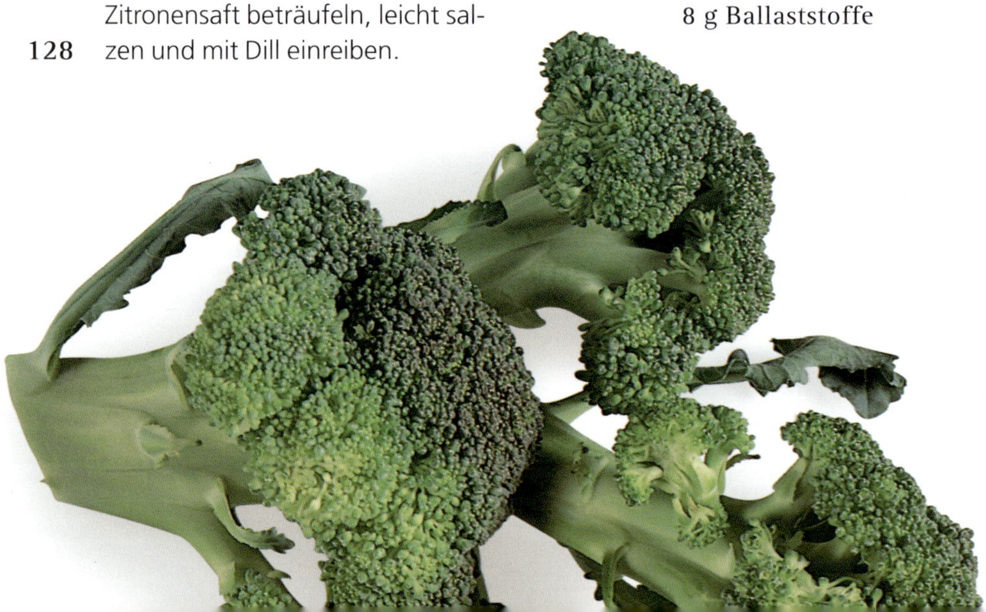

Scampi und Lachs auf Brunnenkresse

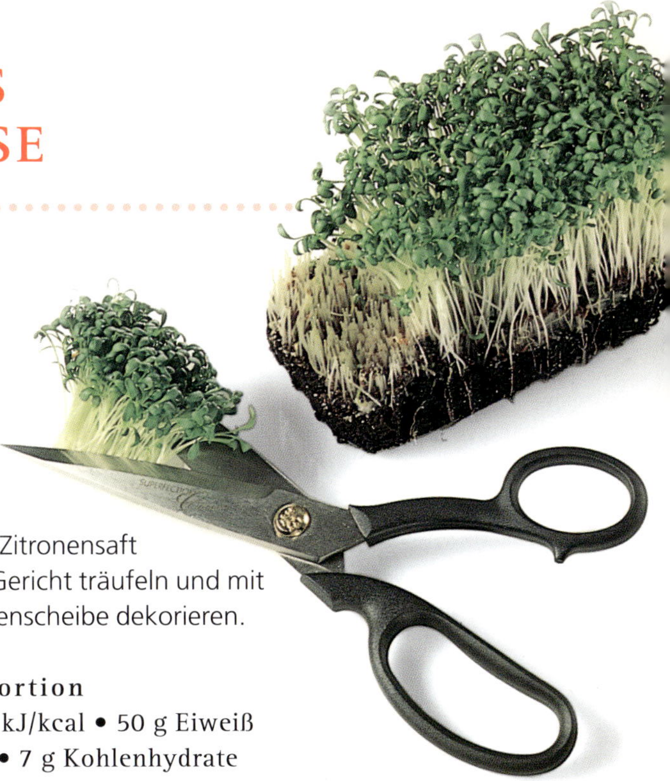

Für 1 Portion
100 g Brunnenkresse
1 Zitrone
150 g Scampi
1 EL Sesamöl
Salz
100 g Lachs

Zubereitungszeit 15 Minuten

❶ Die Brunnenkresse verlesen, waschen und abtropfen lassen. Die Zitrone waschen, halbieren und eine Scheibe der Frucht parallel zur Schnittfläche abschneiden. Die restliche Zitrone auspressen.

❷ Scampi unter fließendem kaltem Wasser waschen und trockentupfen. Das Öl erhitzen und die Scampi einlegen. Mit etwas Zitronensaft beträufeln. Zugedeckt bei schwacher Hitze 5 bis 8 Minuten dünsten.

❸ Die Brunnenkresse auf einem Teller anrichten und leicht salzen. Den Lachs in Scheiben schneiden und auf einer Seite des Salattellers anrichten. Die Scampi auf die andere Tellerhälfte legen.

❹ Den restlichen Zitronensaft über das Gericht träufeln und mit der Zitronenscheibe dekorieren.

► **Pro Portion**
2153/514 kJ/kcal • 50 g Eiweiß
26 g Fett • 7 g Kohlenhydrate
3 g Ballaststoffe

Wem der rettichartige Geschmack von Brunnenkresse zu scharf ist, der kann auch auf die hier im Bild gezeigte Gartenkresse zurückgreifen. Sie schmeckt etwas milder aber dennoch typisch nach Kresse.

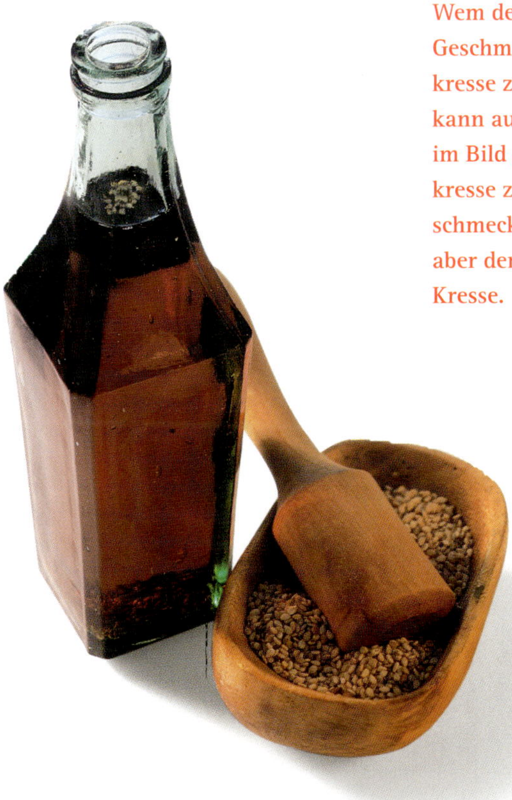

Glasnudeln tragen ihren Namen zu Recht, denn beim Kochen werden die im trockenen Zustand weißen Nudeln durchsichtig. Diese in Asien so beliebten Nudeln werden aus Mungobohnen hergestellt. Sie werden lediglich mit kochendem Wasser überbrüht oder nur ganz kurz darin gegart.

Gemüse mit Glasnudeln

Für 1 Portion
100 g Glasnudeln (aus Mungobohnen)
Salz
150 g Brokkoli
50 g Erbsen
2 EL Sesamöl, 2 TL Sojasauce

Zubereitungszeit 20 Minuten

❶ Die Glasnudeln in siedendes Salzwasser legen und in 3 bis 5 Minuten garen. Abgießen, kalt abschrecken und die Nudeln etwas kürzer schneiden.

❷ Brokkoli waschen, putzen und in Röschen zerteilen. Die Erbsen waschen und verlesen. Beides in kochendem Salzwasser blanchieren, herausheben, abschrecken.

❸ Das Öl erhitzen und das Gemüse darin unter Wenden anbraten. Die Nudeln unterrühren. Mit Sojasauce würzen und sofort servieren.

► Pro Portion
2621/627 kJ/kcal • 26 g Eiweiß
25 g Fett • 68 g Kohlenhydrate
14 g Ballaststoffe

Der Brokkoli ist ein Allroundtalent: Er schmeckt gut, ist gesund wie kaum ein anderes Gemüse und setzt farblich fröhliche Akzente (Seite 131).

Herzhafter Gemüsereis

Für 1 Portion
150 g Naturreis
100 g Brokkoli
50 g Erbsen, Salz
1 TL Sojasauce
Sesamsalz

Zubereitungszeit 70 Minuten

❶ Reis waschen und mit 375 Milliliter Wasser aufkochen. Zugedeckt bei schwacher Hitze ohne umzurühren etwa 45 Minuten garen. Den Reis von der Kochstelle nehmen und 10 Minuten ausquellen lassen. Überstehendes Wasser abgießen.

❷ Brokkoli waschen, putzen und in Röschen zerteilen. Die Erbsen waschen und verlesen. Beides in kochendem Salzwasser blanchieren, herausheben, abschrecken.

❸ Reis mit Sojasauce und Sesamsalz würzen. Brokkoli und Erbsen untermischen, sofort servieren.

► Pro Portion
2546/609 kJ/kcal • 18 g Eiweiß
3 g Fett • 117 g Kohlenhydrate
12 g Ballaststoffe

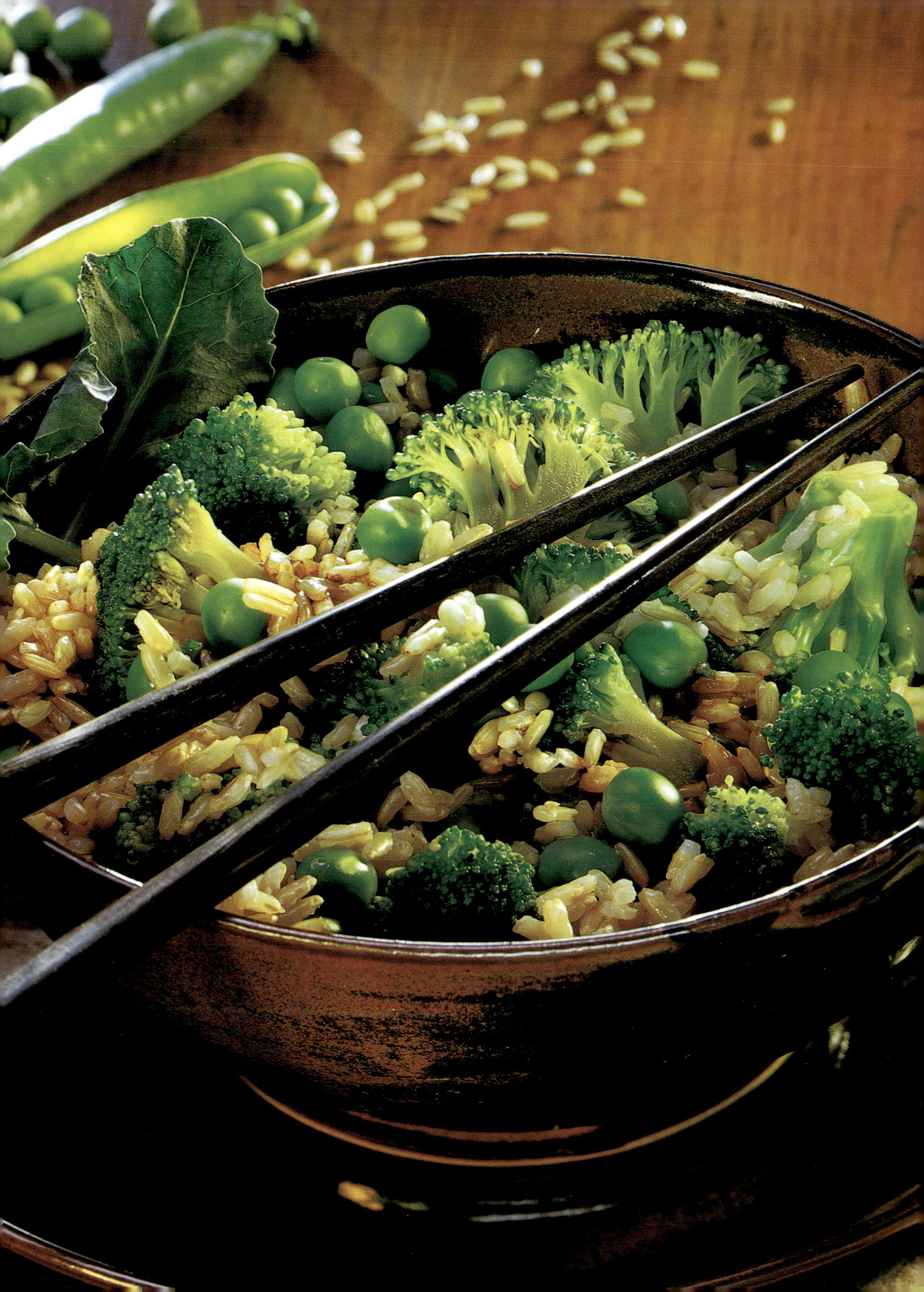

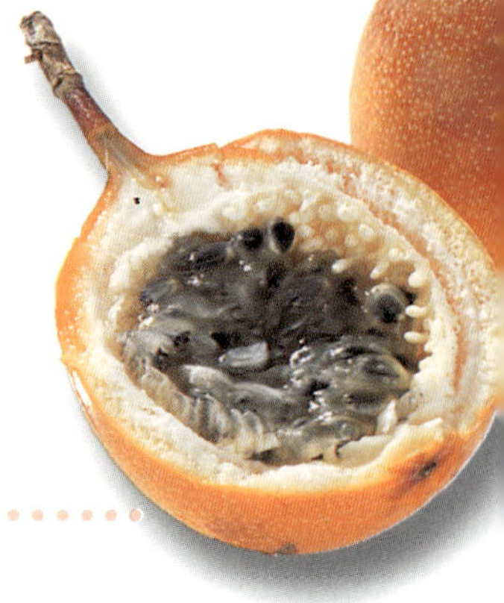

Exotische Tofu-Reis-Speise

Wenn Sie den Milchreis nicht gar so exotisch möchten, dann verwenden Sie statt der Passionsfrüchte einfach Bananen oder Rosinen gemäß der großen Übersichtstabelle (Seite 32ff.).

Für 2–3 Portionen

- 500 ml Sojamilch
- 1 Prise Salz
- 125 g Milchreis
- 100 g Tofu
- 3 Passionsfrüchte
- 3 EL Grenadinesirup
- ausgeschabtes Vanillemark

Zubereitungszeit 60 Minuten

❶ Sojamilch und Salz aufkochen. Den Reis einrühren und bei schwacher Hitze im geschlossenen Topf etwa 40 Minuten quellen lassen.

❷ Den Tofu klein schneiden. Die Passionsfrüchte waschen, halbieren und das Fruchtfleisch mit einem Löffel herausholen.

❸ Den Sirup in einen Mixer geben. Mit etwa 100 Millilitern Wasser, Tofu, Fruchtfleisch und Vanillemark zu einer cremigen Masse mixen.

❹ Den Milchreis auf Teller geben und mit dem Tofubrei anrichten. Sofort servieren.

► **Pro Portion**
3980/952 kJ/kcal • 43 g Eiweiß
17 g Fett • 138 g Kohlenhydrate
72 g Ballaststoffe

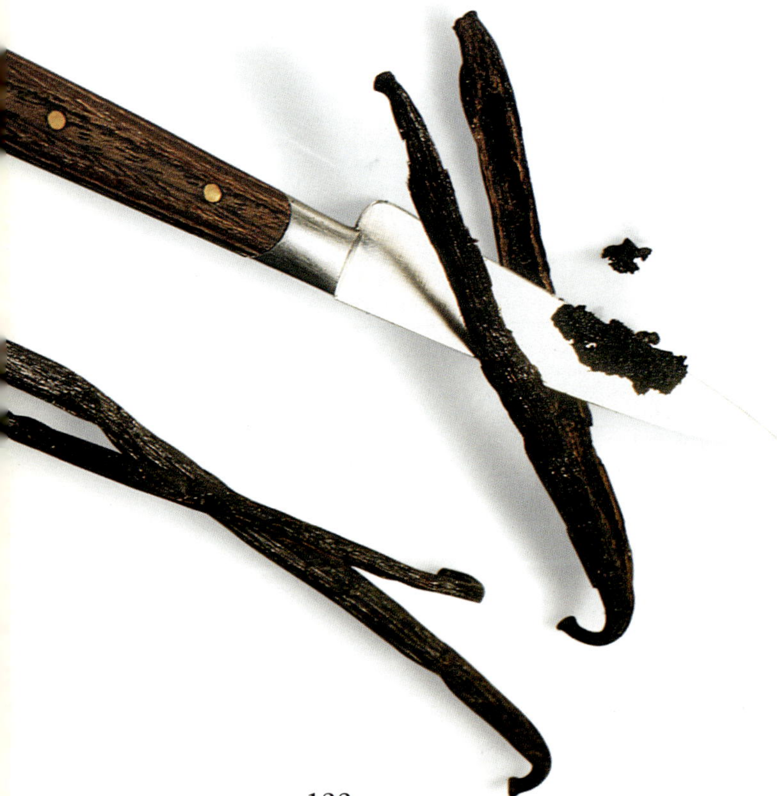

TIPP

Sie können die Teller mit Scheiben einer Sternfrucht ansprechend dekorieren.

Reisauflauf mit Tofu und Rosinen

Für 1–2 Portionen
150 g Naturreis
1 EL Sesamöl
100 g Tofu
50 g Rosinen
ausgeschabtes Vanillemark
abgeriebene Schale von 1 unbehandelten Zitrone

Zubereitungszeit 90 Minuten

1. Den Reis waschen und mit 375 Millilitern Wasser aufkochen. Die Temperatur reduzieren und den Reis ohne umzurühren bei schwacher Hitze zugedeckt etwa 45 Minuten garen. Den Reis von der Kochstelle nehmen und in 10 Minuten ausquellen lassen. Überstehendes Wasser abgießen.

2. Backofen auf 200 °C (Umluft 180 °C, Gas Stufe 3–4) vorheizen. Eine Auflaufform mit Öl ausfetten.

3. Den Tofu mit einer Gabel zerdrücken und zum Reis geben. Die Rosinen, das Vanillemark und die Zitronenschale unterrühren. Die Masse in die Form füllen und im Backofen etwa 30 Minuten backen.

► Pro Portion (2 Portionen)
1758/421 kJ/kcal • 10 g Eiweiß
9 g Fett • 71 g Kohlenhydrate
5 g Ballaststoffe

TIPP

Lassen Sie den Naturreis richtig ausquellen, denn dadurch wird er lockerer, aromatischer und zudem leichter verdaulich. Falls Sie das Gericht leicht süßen wollen, verwenden Sie Wald-, Tannen- oder Kleehonig.

Für eine herzhafte Variante des Reisauflaufs kann man statt Rosinen und Vanillemark geschälte Garnelen und Pfeffer verwenden.

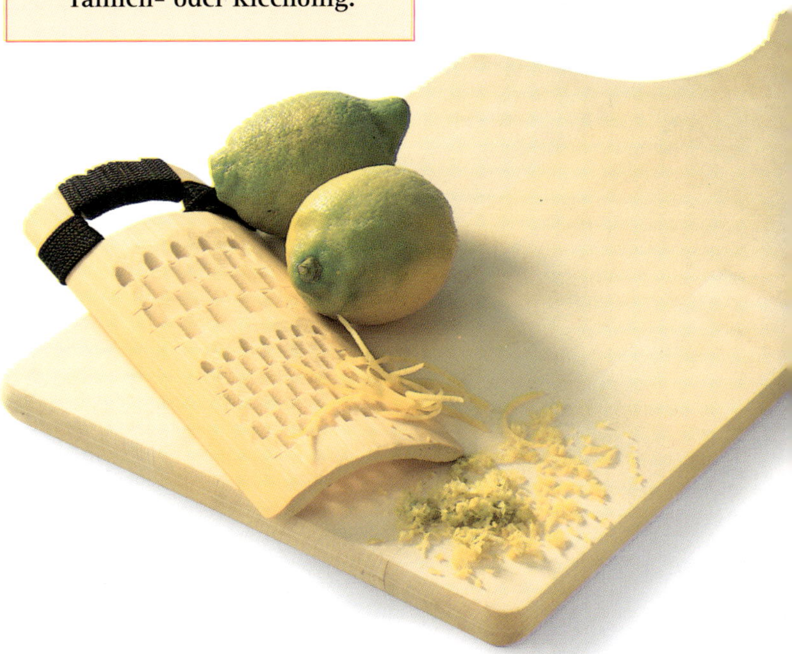

Basis der Jutta-Poschet-Immun-Diät

Die Nahrungsmittelfamilien

Die aufgeführten Nahrungsmittelfamilien finden Sie unterteilt in der Rotations-Übersichtstabelle (S. 32–35).

Algen

Rotalgen: Agar-Agar
Irisch Moos: Carrageen (Dickungsmittel)
Tang: Kelp, Iziki, Nori usw.

Hefen und Pilze

Bäckerhefe
Bierhefe, Nährhefe
Schimmelpilze (in Käse; bei der Herstellung künstlicher Zitronensäure mit Aspergillus)
Blätter- und Röhrenpilze, Morcheln, Trüffeln

Schachtelhalmgewächse

(Equisetaceae)
Schachtelhalm, Zinnkraut

Nadelhölzer

(Coniferopsida)
Wacholder: Wacholderbeeren, Gin
Pinie: Pinienkerne

Gräser

(Gramineae, Poaceae)
Bambus: Bambussprossen
Gerste: Bier, Malz, Malzzucker
Hafer: Haferflocken, Hafermehl
Hirse
Mais: Maismehl, Maisgrieß (Kukuruz, Polenta), Maiskeimöl, Maisstärke, Popcorn
Roggen
Sorghum (Mohrenhirse)
Triticale (Kreuzung aus Weizen und Roggen)
Weizen: Grieß, Kleie, Mehl, Weizenkeime
Zuckermais
Zuckerrohr: Rohrzucker, Melasse

Erdmandel

(Cyperus esculentus)

Palmen

(Palmaceae)
Datteln
Kokosnüsse
Palmkohl (Palmherzen)

Ananasgewächse

(Bromeliaceae)
Ananas

Liliengewächse

(Liliaceae)
Aloe vera: Aloe
Knoblauch
Porree
Schalotten
Schnittlauch
Spargel
Zwiebeln

Yamgewächse

(Dioscoreaceae)
Yam, Igname, Brotwurzel, Chinese potato

Irisgewächse

(Iridaceae)
Veilchenwurzel
Safran

Bananengewächse

(Musaceae)
Banane
Mehlbanane

Ingwergewächse

(Zingiberaceae)
Kurkuma (Gelbwurz) Ingwer, Kardamom

Pfeilwurzgewächse

(Marantaceae)
Arrowroot: Maranta-Stärke, Pfeilwurzmehl

Orchideen

(Orchidaceae)
Vanille (echte Vanille, Bourbon-Vanille)

Pfeffergewächse

(Piperaceae)
Schwarzer und weißer Pfeffer

Walnussgewächse

(Juglandaceae)
Walnuss, Schwarze Walnuss (USA), Japanische Walnuss
Hickorynuss, Pecannuss

Birkengewächse

(Betulaceae)
Haselnuss, Lambertsnuss
Wintergrünöl (Duftstoff, Aromastoff)

Buchengewächse

(Fagaceae)
Bucheckern
Esskastanie, Maroni
Chinquapin (amerikan. Esskastanie)

Maulbeergewächse

(Moraceae)
Brotfruchtbaum
Jackfruchtbaum
Feige, Hopfen
Maulbeere

Knöterichgewächse

(Polygonaceae)
Buchweizen
Rhabarber
Sauerampfer

Gänsefußgewächse
(Chenopodiaceae)
Gänsefuß
Mangold, Spinat
Rote Bete
Zuckerrübe: Rübenzucker, Sirup

Muskatnussgewächse
(Myristicaceae)
Muskatnuss, Muskatblüte (Macis)

Lorbeergewächse
(Lauraceae)
Avocado
Lorbeer, Lorbeerblätter
Zimt: Ceylon-Zimt, China-Zimt (Cassia-Zimt)

Mohngewächse
(Papaveraceae)
Mohnsamen

Kreuzblütler
(Cruciferae)
Blumenkohl, Brokkoli, Brunnenkresse, Chinakohl, Gartenkresse, Grünkohl, Kohlrabi, Kopfkohl (Weißkohl, Rotkohl)
Kohlrübe, Steckrübe
Mairübe, Weiße Rübe
Meerrettich (Kren)
Radieschen, Raps, Rettich, Rosenkohl, Senf

Kaperngewächse
(Capparidaceae)
Echte Kapern

Steinbrechgewächse
(Saxifragaceae)
Johannisbeere
Stachelbeere

Rosengewächse
(Rosaceae)
a) Apfel: Apfelsaft, -wein, -essig, Pektin, Birne, Mispel, Quitte, Hagebutte
b) Aprikose, Kirsche, Mandel, Pfirsich, Nektarine, Pflaume, Schlehe
c) Brombeere, Erdbeere, Himbeere

Schmetterlingsblütler
(Papilionaceae, Leguminosae)
Augenbohne
Bohnen: Buschbohnen, Stangenbohnen, Feuerbohnen, Limabohnen, Mungobohnen
Erdnuss
Johannisbrot (Carob)
Kichererbse, Garbanzo
Linse
Luzerne (Alfalfa)
Sennesblätter, -schoten
Sojabohne: Mehl, Sojamilch, Sojaquark (Tofu), Sojaöl, Lezithin
Süßholz
Tamarinde (Bestandteil der Worcestersauce)

Reis
Reismehl, Reisstärke, Vollreis

Sauerkleegewächse
(Oxalidaceae)
Karambole, Sternfrucht

Kapuzinerkressegewächse
(Tropaeolaceae)
Kapuzinerkresse: Salat, Knospen (als Kapernersatz)

Leingewächse
(Linaceae)
Leinsamen

Rautengewächse
(Rutaceae)
Clementine, Tangerine
Grapefruit
Kumquat
Limone (Limette)
Mandarine
Orange
Pampelmuse
Tangelo
Zitronatzitrone
Zitrone

Wolfsmilchgewächse
(Euphorbiaceae)
Perlsago
Rizinus: Rizinusöl

Sumachgewächse
(Anacardiaceae)
Cashewnuss
Mango
Pistazie

Stechpalmengewächse
(Aquifoliaceae)
Mate-Tee

Ahorngewächse
(Aceraceae)
Zuckerahorn: Ahornsirup

Seifenbaumgewächse
(Sapindaceae)
Litschi (Lychee, Litchi sinensis): Litschipflaume

Rebengewächse
(Vitaceae)
Weintraube: Champagner, Wein, Weinbrand, Weinessig, Weinstein, Korinthen, Rosinen, Sultaninen

Lindengewächse
(Tiliaceae)
Lindenblütentee

Malvengewächse
(Malvaceae)
Althaea-Wurzel (Brusttee)

Sterculiagewächse
(Sterculiaceae)
Kakao: Kakaobutter, Schokolade
Kolanuss

Dilleniagewächse
(Dilleniaceae)
Kiwi

Teegewächse
(Theaceae)
Schwarzer Tee

Passionsblumengewächse
(Passifloraceae)
Granadilla (Passionsfrucht)

Papayagewächse
(Caricaceae)
Papaya

Kaktusgewächse
(Cactaceae)
Kaktusfeigen

Granatapfelgewächse
(Punicaceae)
Granatapfel: Grenadine

Sapucayagewächse
(Lecythidaceae)
Paranuss, Brasilnuss

Myrtengewächse
(Myrtaceae)
Eukalyptus
Gewürznelke
Guave
Piment (Allspice, Nelkenpfeffer)

Efeugewächse
(Araliaceae)
Ginseng

Doldengewächse
(Umbelliferae)
Anis
Dill
Fenchel
Kerbel
Koriander
Kreuzkümmel (Cumin)
Kümmel
Liebstöckel (Maggikraut)
Möhre
Petersilie
Sellerie (Knollen-, Stangensellerie)

Heidekrautgewächse
(Ericaceae)
Bärentraube (Nierentee)
Heidelbeere (Blaubeere)
Preiselbeere
Moosbeere

Ebenholzgewächse
(Ebenaceae)
Kakipflaume

Ölbaumgewächse
(Oleaceae)
Olive (grün, schwarz), Olivenöl

Windengewächse
(Convolvulaceae)
Süßkartoffel, Batate

Rauhblattgewächse
(Boraginaceae)
Borretsch

Eisenkrautgewächse
(Verbenaceae)
Zinnkrauttee
Zitronenmelisse

Lippenblütler
(Labiatae)
Basilikum, Bohnenkraut, Majoran, Oregano, Pfefferminze, Rosmarin, Salbei, Thymian

Nachtschattengewächse
(Solanaceae)
Aubergine
Baumtomate
Kartoffel
Paprika: Cayennepfeffer, Chili, Gemüsepaprika, Ungarischer Paprika
Tomate

Pedaliumgewächse
(Pedaliaceae)
Sesam: Sesamsamen, Sesamöl

Krappgewächse
(Rubiaceae)
Waldmeister

Geißblattgewächse
(Caprifoliaceae)
Holunder: Holunderblüten, -beeren

Baldriangewächse
(Valerianaceae)
Feldsalat

Kürbisgewächse
(Cucurbitaceae)
Gurke, Gewürzgurke
Kürbis: Kürbiskerne, -öl
Melonen: Honig-, Netz-, Zucker-, Wassermelone
Zucchini, Zucchetti

Korbblütler
(Compositae)
Artischocke
Chicorée
Estragon
Endivie
Färberdistel: Distelöl (Saflor-Öl)
Goldrute
Huflattich
Kopfsalat
Löwenzahn
Römischer Salat
Schafgarbe
Schwarzwurzel
Sonnenblume: Kerne, Öl

Schnecken
Weinbergschnecke

Tintenfische
Tintenfisch, Oktopus

Muscheln
Auster
Herzmuschel
Jakobsmuschel
Kammmuschel
Miesmuschel
Venusmuschel

Krebse
Flusskrebs
Hummer
Krabbe
Languste
Shrimps

Heringe
(Clupeidae)
Hering
Sardine

Sardellen
(Engraulidae)
Sardelle

Aale
(Anguillidae)
Aal

Dorsche
(Gadidae)
Dorsch
Kabeljau
Köhler
Lumb

Seehechte
(Merlucciidae)
Seehecht

Meerbarben
(Mullidae)
Meerbarbe
Ziegenfisch

Ährenfische
(Atherinidae)
Großer Ährenfisch
Grunion
Streifenfisch

Sägebarsche
(Serranidae)
Sägebarsch
Zackenbarsch

Ziegelbarsche
(Branchiostegidae)
Ziegelbarsch

Blaubarsche
(Pomatomidae)
Blaubarsch

Meerbrassen
(Sparidae)
Goldbrassen
Rotbrassen

Makrelen
(Scombridae)
Makrele
Thunfisch
Weißer Thunfisch

Fächerfische
(Istiophoridae)
Fächerfisch
Marlin

Schwertfische
(Xiphiidae)
Schwertfisch

Seeteufel
(Lophidae)
Seeteufel, Lotte

Drachenköpfe
(Scorpaenidae)
Goldbarsch, Rotbarsch

Plattfische
(Pleuronectidae)
Flunder
Heilbutt
Scholle
Seezunge
Steinbutt

Störe
(Acipenseridae)
Stör: echter Kaviar

Lachsartige
(Salmonidae)
Äsche
Forelle
Lachs
Renke
Saibling (Lachsforelle)

Hechte
(Esocidae)
Hecht

Weißfische
(Cyprinidae)
Karpfen
Schleie

Welse
(Siluridae)
Flusswels (Waller)
Katzenwels

Echte Barsche
(Percidae)
Zander

Amphibien
Frosch: Froschschenkel

Schildkröte

Entenvögel
Ente
Gans

Taubenvögel
Taube

Hühnervögel
Huhn, Hühnereier
Fasan, Wachtel

Perlhühner
Perlhuhn

Truthühner
Truthahn

Hasenartige
Hase, Kaninchen

Pferde
Pferde

Schweine
Schweine

Wild
Elch
Hirsch
Reh

Rinder
Büffel
Rind, Kuhmilch und Kuhmilchprodukte
Kalb
Schaf, Lamm, Ziege

Anmerkung: Bei den farbig markierten Begriffen handelt es sich jeweils um eine eigene Nahrungsmittelfamilie. An den Begriff »Familie« sollten Sie keine wissenschaftlichen Maßstäbe ansetzen. Es handelt sich hier laut Autorin mehr um eine praktische, aus der Erfahrung abgeleitete Einteilung.

Quellennachweis: »The Rotary Diet and Taxonomy« von Alsoph H. Corwin; veröffentlicht in »Clinical Ecology«, Lawrence D. Dickey ed. (Charles C. Thomas, Springfield, Illinois, 1976; S. 122–148).
»Rotational Bon Appétit!« von Stephanie Hayes, R. D. und Barbara Maynard, R. D. Dallas, Texas, 1986.

Checkliste der Nahrungsmittel von A bis Z

Nahrungsmittel	*TAG*			
	1	*2*	*3*	*4*
Aal	x			
Adzukibohne				X
Agar-Agar		X		
Alfalfa		X		
Algen		X		
Ahornsirup	X			
Ananas			X	
Anis		X		
Apfel	X			
Apfelessig	X			
Apfelschalentee	X			
Apfelweinessig	X			
Aprikose	X			
Artischocke	X			
Aubergine		X		
Austern	X			
Austernpilz			X	
Avocado			X	
Backhefe	X			
Bambussprossen	X			
Banane				X
Bärentraubentee				X
Barsch				X
Basilikum			X	
Batate		X		
Batavia	X			
Baumtomate		X		
Bier				X
Bierhefe	X			
Birkenblättertee				X
Birne	X			
Birnendicksaft	X			

Nahrungsmittel	*TAG*			
	1	*2*	*3*	*4*
Blaubarsch				X
Blumenkohl		X		
Blütenhonig		X		
Bohne, grün und weiß				X
Bohnenkaffee			X	
Bohnenkraut			X	
Borretsch		X		
Brennnesseltee				X
Brokkoli				X
Brombeere	X			
Brombeerblättertee	X			
Brunnenkresse				X
Buchweizen		X		
Büffel	X			
Büffelkäse	X			
Butter (Süßrahm)			X	
Buttermilch	X			
Butterschmalz	X			
Carob				X
Cashewnuss	X			
Cayennepfeffer		X		
Champagner				X
Champignon			X	
Chicorée	X			
Chili		X		
Chinakohl				X
Clementine		X		
Crème double (Kuh)	X			

Nahrungsmittel	*TAG*			
	1	*2*	*3*	*4*
Crème fraîche (Kuh)	X			
Curry			X	
Dattel			X	
Dickmilch (Kuh)	X			
Dickmilch (Schaf, Ziege)			X	
Dill				X
Dinkel	X			
Distelöl				X
Dorsch				X
Ei (Hühnerei)			X	
Eichblattsalat	X			
Eisbergsalat			X	
Elch			X	
Endivie	X			
Ente			X	
Erbsen (gelb, grün)				X
Erdbeere	X			
Erdnuss		X		
Erdnussmus		X		
Erdnussöl		X		
Esskastanie (Maroni)		X		
Estragon			X	
Estragonessig			X	
Fasan			X	
Feige				X
Feldsalat		X		
Fenchel		X		
Fencheltee		X		

Nahrungsmittel	*TAG*			
	1	*2*	*3*	*4*
Feuerbohne				X
Flunder				X
Flusskrebs				X
Forelle		X		
Frischkäse (Kuh)	X			
Frischkäse (Schaf, Ziege)			X	
Friséesalat			X	
Gans			X	
Gänseschmalz			X	
Garnele				X
Gartenkresse				X
Gerste	X			
Gewürznelke		X		
Glasnudeln				X
Glutenmehl	X			
Goldbarsch				X
Goldbrassen				X
Goldrutentee	X			
Gomasio				X
Grahammehl	X			
Granatapfel				X
Grapefruit		X		
Grenadinesirup				X
Grüne Bohne				X
Grüner Tee				X
Grünkern	X			
Grünkohl				X
Guave		X		
Gurke	X			
Hafer			X	
Hagebuttentee	X			
Hartweizengrießnudeln (ohne Ei)	X			
Hase		X		
Haselnuss				X
Haselnussmus				X
Hecht			X	

Nahrungsmittel	*TAG*			
	1	*2*	*3*	*4*
Heidelbeere				X
Heilbutt				X
Hering		X		
Herzmuschel	X			
Himbeere	X			
Himbeeressig	X			
Hirsch			X	
Hirse			X	
Holunderbeere		X		
Holunderbeerentee		X		
Huhn			X	
Hühnerei			X	
Hummer				X
Ingwer			X	
Ingwersirup			X	
Jakobsmuschel	X			
Joghurt (Kuh)	X			
Joghurt (Schaf, Ziege)			X	
Johannisbeere		X		
Johannisbrot		X		
Kabeljau				X
Kakaopulver	X			
Kakipflaume			X	
Kaktusfeige				X
Kalb	X			
Kamillentee			X	
Kammmuschel	X			
Kaninchen		X		
Kapern		X		
Kapuzinerkresse				X
Kardamom			X	
Karotte		X		
Karpfen		X		
Kartoffel		X		
Kartoffelstärke		X		
Käse (Kuh)	X			

Nahrungsmittel	*TAG*			
	1	*2*	*3*	*4*
Käse (Schaf, Ziege)			X	
Kaviar, echter				X
Kerbel		X		
Kichererbse				X
Kirsche			X	
Kiwi	X			
Kleehonig				X
Knoblauch			X	
Knollensellerie		X		
Kohlrabi				X
Kohlrübe				X
Kokosnuss			X	
Kokosnussfett			X	
Kokosnussöl			X	
Kopfsalat			X	
Koriander		X		
Korinthen				X
Krabbe				X
Krebs				X
Kresse				X
Kreuzkümmel		X		
Kümmel		X		
Kumquat		X		
Kürbis	X			
Kürbiskerne	X			
Kürbiskernöl	X			
Lachs		X		
Lachsforelle		X		
Lamm			X	
Languste				X
Lauch	X			
Leinöl		X		
Leinsamen		X		
Liebstöckel		X		
Limabohne				X
Limette (Limone)				X
Lindenblütentee		X		
Linsen				X

Nahrungsmittel	*TAG* 1	2	3	4
Litschi			X	
Lollo Rosso			X	
Lorbeerblatt			X	
Löwenzahn			X	
Maggikraut		X		
Mais			X	
Maiskeimöl			X	
Maisstärke			X	
Majoran			X	
Makrele		X		
Malventee				X
Malz	X			
Malzkaffee	X			
Malzzucker	X			
Mandarine		X		
Mandel	X			
Mango	X			
Mangold			X	
Marlin			X	
Maroni		X		
Mate-Tee		X		
Meerbrasse				X
Meereskrebs				X
Meerrettich				X
Mehlbanane				X
Melone	X			
Miesmuschel	X			
Milch (Kuh)	X			
Milch (Schaf, Ziege)			X	
Milchprodukte (Kuh)	X			
Milchprodukte (Schaf, Ziege)			X	
Mineralwasser, stilles	X	X	X	X
Minze			X	
Mirabelle			X	

Nahrungsmittel	*TAG* 1	2	3	4
Mohnsamen				X
Möhre		X		
Molke (Kuh)	X			
Moosbeere				X
Morcheln			X	
Mozzarella (Büffel)	X			
Mungobohne				X
Muscheln	X			
Muskatnuss		X		
Nährhefe	X			
Nektarine			X	
Ochse	X			
Oktopus	X			
Oliven	X			
Olivenöl	X			
Orange		X		
Oregano			X	
Palmherzen			X	
Papaya			X	
Paprikapulver		X		
Paprikaschote		X		
Paranuss				X
Passionsfrucht				X
Pekannuss				X
Perlhuhn			X	
Perlsago		X		
Petersilie		X		
Pfeffer (grün, rosa)				X
Pfeffer (schwarz, weiß)		X		
Pfefferminztee			X	
Pfeilwurzelmehl		X		
Pferd		X		
Pfifferling			X	
Pfirsich			X	
Pflaume			X	
Piment		X		

Nahrungsmittel	*TAG* 1	2	3	4
Pinienkerne	X			
Pistazie	X			
Polenta			X	
Popcorn			X	
Porree	X			
Preiselbeere				X
Pute			X	
Quark (Kuh)	X			
Quark (Schaf, Ziege)			X	
Quitte	X			
Radicchio			X	
Radieschen				X
Reh			X	
Reineclaude			X	
Reis, poliert, Naturreis				X
Reisflocken				X
Renke		X		
Rettich				X
Rhabarber		X		
Rind	X			
Rizinusöl		X		
Roggen	X			
Rohrzucker			X	
Römersalat			X	
Rosenkohl				X
Rosinen				X
Rosmarin			X	
Rotbarsch				X
Rotbrasse				X
Rote Bete			X	
Rotkohl				X
Safran				X
Sägebarsch				X
Sahne (Kuh)	X			
Saibling		X		
Salbei	X			
Sanddorn	X			

Nahrungsmittel	*TAG* 1	2	3	4
Sardellen	X			
Sardine	X			
Sauerampfer		X		
Sauerkraut				X
Sauerrahmbutter	X			
Scampi				X
Schaf			X	
Schafgarbentee			X	
Schalotte	X			
Schellfisch				X
Schlehe			X	
Schleie		X		
Schnittlauch	X			
Scholle				X
Schokoladenpulver	X			
Schwarzer Tee				X
Schwarzwurzel	X			
Schwein		X		
Schweineschmalz		X		
Schwertfisch			X	
Seelachs		X		
Seeteufel			X	
Seezunge				X
Senf				X
Sesam				X
Sesammus				X
Sesamöl				X
Sesamsalz				X
Shrimps				X
Sojabohne				X
Sojafleisch				X
Sojaflocken				X
Sojamehl				X
Sojamilch				X
Sojamilchprodukte				X
Sojanudeln				X
Sojaöl				X
Sojasauce				X
Sojasprossen				X
Sonnenblumenkerne			X	
Sonnenblumenmargarine				X
Sonnenblumenöl			X	
Spargel			X	
Spinat			X	
Stachelbeere		X		
Stangensellerie		X		
Steckrübe				X
Steinbutt				X
Steinpilz			X	
Sternfrucht				X
Sultaninen				X
Süßkartoffel		X		
Süßrahmbutter			X	
Tahin				X
Tamari				X
Tangelo		X		
Tannenhonig				X
Taube				X
Thunfisch		X		
Thymian			X	
Tintenfisch	X			
Tofu				X
Tomate		X		
Trinkmilch (Kuh)	X			
Trinkmilch (Schaf, Ziege)			X	
Trüffeln			X	
Truthahn			X	
Vanillepulver				X
Vanilleschote				X
Vanilletee				X
Venusmuschel	X			
Wacholder	X			
Wacholderbeere	X			
Wachtel			X	
Wachtelei			X	
Waldhonig				X
Waldmeister			X	
Waller			X	
Walnuss				X
Walnussöl				X
Wein				X
Weinbergschnecken	X			
Weinbrand				X
Weinessig				X
Weintrauben				X
Weiße Bohne				X
Weiße Rübchen				X
Weißkohl				X
Weizen	X			
Weizenkeime	X			
Weizenstärke	X			
Wildschwein		X		
Wirsing				X
Yamwurzelmehl				X
Zackenbarsch				X
Zander				X
Ziege			X	
Zimt			X	
Zinnkrauttee			X	
Zitronatzitrone		X		
Zitrone		X		X
Zitronenmelisse	X			
Zitronenmelissentee	X			
Zucchini	X			
Zuckerrübensirup			X	
Zuckerschote				X
Zwetschge			X	
Zwiebel	X			

Rezeptregister

Sachregister

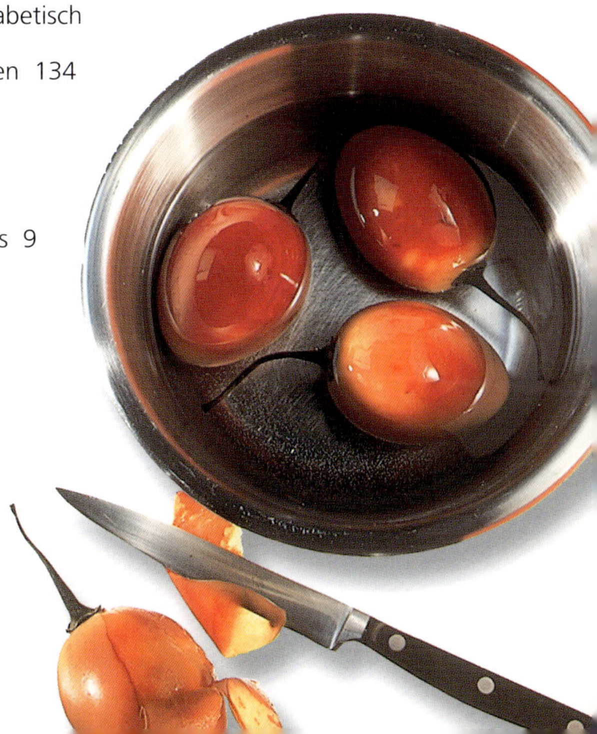

Die Autorin

Jutta Poschet ist Ernährungs- und Nährstoffexpertin. Sie entwickelte das Anwender- und Rezeptprogramm nach dem original Wirkungsprinzip der 4-Tage-Rotation. Die Grundlagen für den sensationellen Erfolg ihres Ernährungsprogramms erwarb sie sich in den USA. Ihr geschütztes System bietet die Autorin Privatpersonen, Ärzten, Heilpraktikern, Apotheken, Fitnesscentern und Beauty-Farmen im In- und Ausland an. Sie vertreibt ihr Gesundheits-Check-up über die Mineralmed GmbH, veranstaltet Workshops und arbeitet als freie Journalistin.

Der Fotograf

Karl Newedel arbeitet als Food-Fotograf in München. Dabei profitiert er stark von seiner klassischen Kochausbildung. Bereits mit 23 Jahren war er Küchenchef in einem renommierten Münchner Hotel. 1982 wechselte er in den Bereich der Food-Fotografie, wo er sich zunächst als freischaffender Food-Stylist für Verlage, Werbeagenturen und Filmproduktionen einen Namen gemacht hat. Seit 1996 steht er im eigenen Studio selbst hinter der Kamera.

Bildnachweis

Foto: Karl Newedel, München
Küche: Ernst Soldan
außer:
Image Bank, München: 3 (Butch Martin)
Südwest Verlag, München: 10/11 (Ulla Kimmig) und alle Freisteller

Impressum

Der Südwest Verlag ist ein Unternehmen der Verlagshaus Goethestraße GmbH & Co. KG.

Lektorat: Ute Paul-Prößler
Redaktionsleitung: Michaela Röhrl
Projektleitung: Susanne Kirstein
Bildredaktion: Sabine Kestler
Fotografie: Karl Newedel
Produktion: Manfred Metzger (Leitung), Annette Aatz, Dr. Erika Weigele-Ismael
Layout und Umschlaggestaltung: Manuela Hutschenreiter
DTP/Satz: Andreas Rimmelspacher

Printed in Italy
Gedruckt auf chlor- und säurearmem Papier

ISBN 3-517-06057-7

Hinweis

Dieses Buch ist sorgfältig erarbeitet worden. Dennoch erfolgen alle Angaben ohne Gewähr. Weder Autorin noch Verlag können für eventuelle Nachteile oder Schäden, die aus dem Buch resultieren, Haftung übernehmen.

Mineralstoffanalyse aus dem Haar, IgG-Antikörper-Test sowie Kontaktadressen für weitere Produkte (Spezialbäckerei) nach dem Jutta-Poschet-Diät-System und Informationen zu mineralmed® Produkten erhalten Sie über:
MINERALMED GmbH
Hildegardstraße 9 · D-80539 München
Tel. 0 89/22 33 92 und 0 89/29 77 90
Fax 0 89/228 56 34 – bitte nutzen Sie auch den Faxabruf zu allen Informationen unter der gleichen Nummer
e-mail: contact @ mineralmed.com
Internet: www.mineralmed.com

Hinweise zur Durchführung des Gesundheits-Check-up

1. Mineralstoffanalyse aus dem Haar:
Hierzu benötigen Sie entsprechendes Informations- und Versandmaterial: Fragebogen für persönliche Daten, Tütchen für die Haare, Wiegekarte und Rücksendekuvert. Materialanforderung und Durchführung:
MINERALMED GmbH, München

2. IgG-Antikörper-Test:
Zur Blutabnahme bei Ihrem Hausarzt benötigen Sie ein Spezialblutröhrchen + Rücksendeset (Schutzhülle, Kuvert etc.). Materialanforderung, Einsendung des Serums und Auswertung des Testergebnisses (erfolgt nach dem original Jutta-Poschet-Immun-Diät-System) über: MINERALMED GmbH, München (Adresse siehe oben).

Haaranalyse und IgG-Test, müssen privat bezahlt werden. Keine Erstattung durch gesetzliche Krankenkassen!

Bestellung und Versand der mineralmed® Produkte :
Von A wie mineralmed® Antioxidantien Plus bis Z wie mineralmed® Zink, mineralmed® Basis-Vitamin-Mineralien und mineralmed® Eiweiß-Enzympowder.
Bestellung (bitte mit deutlicher Absenderadresse) an:
MINERALMED NL BV
P. O. Box 2543
NL - 6401 DA Heerlen
und über das Internet: www.mineralmed.com
Infomaterial (Preise und Bestellübersicht) erhalten Sie über MINERALMED GmbH München. Bitte nutzen Sie auch den Faxabruf (siehe oben).